いまさら訊けない！

水電解質異常の診かた，考えかた

浜松医科大学医学部附属病院
血液浄化療法部 病院教授 **加藤　明彦** 編著

浜松医科大学医学部附属病院
第一内科 病院准教授 **安田日出夫**

中外医学社

執筆者一覧 （執筆順）

米 村 克 彦	富士宮市立病院内科院長
榊 間 昌 哲	富士宮市立病院内科科長
沖 　 　 隆	浜松医科大学地域家庭医療学講座特任教授
柿 沢 圭 亮	浜松医科大学第二内科
山 内 　 佑	川崎医科大学腎臓・高血圧内科
佐 々 木 環	川崎医科大学腎臓・高血圧内科教授
加 藤 明 彦	浜松医科大学医学部附属病院血液浄化療法部病院教授
山 城 良 真	富士宮市立病院内科
三 輪 真 史	富士宮市立病院内科医長
江 間 智 映 実	富士宮市立病院内科
依 光 大 祐	川崎医科大学腎臓・高血圧内科講師
庵 谷 千 恵 子	川崎医科大学総合診療科講師
亀 井 信 二	川崎医科大学糖尿病・代謝・内分泌内科学講師
國 友 理 恵	杏林大学第一内科
要 　 　 伸 也	杏林大学第一内科教授
兵 動 智 夏	杏林大学第一内科
李 　 　 恵 怜	杏林大学第一内科
西 　 慎 一	神戸大学腎臓内科教授
後 藤 俊 介	神戸大学腎臓内科

河 野 圭 志	神戸大学腎臓内科
渡 邉 健太郎	神戸大学腎臓内科
藤 倉 知 行	浜松医科大学第一内科
安田日出夫	浜松医科大学医学部附属病院第一内科病院准教授
後 藤 大 樹	浜松医科大学第一内科
田 代　　傑	浜松医科大学第一内科
片 橋 尚 子	浜松医科大学第一内科
佐 藤 太 一	浜松医科大学第一内科
大 宮 信 哉	昭和大学藤が丘病院腎臓内科
小 岩 文 彦	昭和大学藤が丘病院腎臓内科教授
笹 井 文 彦	昭和大学藤が丘病院腎臓内科
佐 藤 芳 憲	昭和大学藤が丘病院腎臓内科
前 住 忠 秀	昭和大学藤が丘病院腎臓内科
丸 田 雄 一	昭和大学藤が丘病院腎臓内科
大 橋　　温	浜松医科大学卒後教育センター特任講師
松 山 貴 司	浜松医科大学第一内科
磯 部 伸 介	浜松医科大学第一内科
辻　　孝 之	浜松医科大学第一内科
内 藤 善 隆	浜松医科大学第一内科

序文

　今回のシリーズでは，水・電解質異常を取りあげました．これまでの水・電解質の教科書では，各ネフロン部位の血管側および管腔側におけるチャネルや輸送体に関する記載から始まり，その後に電解質異常の臨床像が記載されていることが一般的でした．しかし，尿細管の輸送系が複雑などの理由から水・電解質異常は難しい，という印象を持つ方も少なくなかったと思います．

　実際，いまだに“低○○血症＝○○の不足”とする傾向があるように思います．例えば，“低ナトリウム血症＝ナトリウム不足”と考え，ナトリウムの不足を補うために１号液を輸液したり食塩を投与したりします．しかし，本当はナトリウム量の不足ではなく，細胞外液量が増えたために血液が希釈され，結果的にナトリウム濃度が低下していることの方が，病院内では遭遇する機会が多いと思われます．

　今回は病院の内外で遭遇しうる水・電解質異常について，まずは典型的な症例を提示してもらいました．その上で，症例へのアプローチおよび鑑別方法，最終的な診断名，治療法（適応の有無も含めて）を解説いただきました．そして，最後に病態や臨床像をまとめていただいています．また，全体像を把握するため，巻頭にはサマリーを附記しています．

　手に取っていたくと理解いただけると思いますが，各症例が一つの読みもののようなスタイルとなっています．取り上げた症例は，I．水・ナトリウム代謝の異常が13例，II．カリウム代謝の異常が11例，III．カルシウム・リン・マグネシウム代謝の異常が9例，IV．その他の電解質・酸塩基平衡の異常が6例，計39例です．水・電解質異常についてより深く知っていただきたいため，頻度が低くてもリスクのある病態や，誤った治療の可能性がある異常についても取り上げています．是非，手元に置いていただき，日常診療でお役立ていただければ幸いです．

　最後に，日頃の診療や研究，教育で大変にお忙しい中，執筆にご協力いただいた先生方に，この場を借りて深く御礼申し上げます．

2018年2月吉日

加藤　明彦

目次

Ⅰ ▶ 水・ナトリウム代謝の異常

Case **1.** 心因性多飲による水中毒 〈米村克彦，榊間昌哲〉 1

Case **2.** 下垂体腫瘍に伴う多尿 〈沖 隆〉 5

Case **3.** 頭蓋咽頭腫癌の術後，副腎皮質ホルモン補充で
多尿が出現 〈沖 隆〉 9

Case **4.** 進行肺癌患者で低ナトリウム血症が判明
〈柿沢圭亮，沖 隆〉 12

Case **5.** うっ血性心不全患者の低ナトリウム血症が進行
〈山内 佑，佐々木環〉 16

Case **6.** ANCA 関連血管炎の寛解導入治療のため，
シクロホスファミドを開始したところ
低ナトリウム血症が出現 〈加藤明彦〉 21

Case **7.** 甲状腺機能低下症による低ナトリウム血症
〈米村克彦，山城良真〉 25

Case **8.** 副腎皮質機能不全症による低ナトリウム血症
〈米村克彦，三輪真史〉 29

Case **9.** くも膜下出血後に低ナトリウム血症が出現
〈柿沢圭亮，沖 隆〉 33

Case **10.** マラソンランナーの低ナトリウム血症
〈米村克彦，江間智映実〉 37

Case **11.** ナトリウム補正中に出現した急激な意識障害
〈依光大祐，佐々木環〉 41

Case **12.** トルバプタン治療中の高ナトリウム血症
〈庵谷千恵子，佐々木環〉 45

Case **13.** 高度の高血糖に伴うナトリウム異常 〈亀井信二，佐々木環〉 51

i

目　次

Ⅱ▶カリウム代謝の異常

Case **1.** 若年者にみられる低カリウム血症……〈國友理恵，要　伸也〉59

Case **2.** 尿細管アシドーシスとカリウム代謝異常

〈兵動智夏，要　伸也〉66

Case **3.** 漢方薬（甘草）による低カリウム血症

〈李　恵怜，要　伸也〉75

Case **4.** アムホテリシンBによる低カリウム血症　……〈西　慎一〉82

Case **5.** 神経性食欲不振症にみられる低カリウム血症…〈後藤俊介〉87

Case **6.** シンナー中毒者にみられた低カリウム血症……〈河野圭志〉91

Case **7.** 発作的に四肢の弛緩性麻痺を繰り返す若年者　〈渡邉健太郎〉94

Case **8.** 真夏に出現したRAS阻害薬によるAKI（急性腎障害）

と高カリウム血症………………………〈藤倉知行，安田日出夫〉97

Case **9.** ST合剤による高カリウム血症　……〈後藤大樹，安田日出夫〉102

Case **10.** 抗凝固薬による高カリウム血症……〈田代　傑，安田日出夫〉107

Case **11.** 腎機能低下に伴う高カリウム血症…〈片橋尚子，安田日出夫〉111

Case **12.** 熱中症による横紋筋融解に伴う電解質異常

〈佐藤太一，安田日出夫〉117

Ⅲ▶カルシウム・リン・マグネシウム代謝異常

Case **1.** 骨粗鬆症で治療中の高齢者がAKIを発症

〈大宮信哉，小岩文彦〉123

Case **2.** 進行癌患者に発症した高カルシウム血症

〈笹井文彦，小岩文彦〉127

Case **3.** 高カルシウム血症の精査目的で紹介された高齢女性

〈佐藤芳憲，小岩文彦〉133

Case **4.** 不明熱精査中に明らかになった高カルシウム血症

〈前住忠秀，小岩文彦〉138

Case **5.** 頭部CTで偶然に脳基底核石灰化を指摘

〈丸田雄一，小岩文彦〉142

Case **6.** 長期間の栄養不良患者に栄養補充を開始，

どんな電解質異常に注意？………………………〈加藤明彦〉149

Case **7**. ICU入室患者にみられる低リン血症 ……………〈加藤明彦〉153

Case **8**. 透析患者に伴う高リン血症 …………………………〈大橋　温〉157

Case **9**. シスプラチン投与中に出現する低マグネシウム血症

………………………………………………〈松山貴司, 大橋　温〉163

Ⅳ▶その他の電解質・酸塩基平衡の異常

Case **1**. 市販鎮痛薬の長期内服による高クロール血症…〈加藤明彦〉167

Case **2**. 長期間の中心静脈栄養中に出現した白血球減少,

原因は？……………………………………………〈加藤明彦〉171

Case **3**. 大酒家にみられる電解質異常…………〈磯部伸介, 大橋　温〉174

Case **4**. 肝硬変にみられる代謝性アシドーシス…………〈辻　孝之〉178

Case **5**. ビタミン B_1 不足による代謝性アシドーシス …〈辻　孝之〉182

Case **6**. アスピリン中毒でみられる混合性酸塩基平衡異常

………………………………………………〈内藤善隆, 辻　孝之〉186

索引………………………………………………………………… 193

iii

Case

1 心因性多飲による水中毒

Summary

❶ 精神発達遅延のある男性が大量飲水によって著明な低Na血症をきたし，傾眠傾向，痙攣発作をきたした．

❷ 血清Naが117mEq/Lと低値で尿浸透圧も54mOsm/kg・H_2Oと低値で，短時間での多飲が目撃されており心因性多飲による水中毒が強く疑われた．

❸ 飲水制限によって血清Naは正常化し，意識状態も改善した．この時の尿浸透圧は546mOsm/kg・H_2Oと上昇し，血漿バソプレシンは1.2pg/mL（正常 0.3〜3.5pg/mL）であり，水中毒と診断された．

症例提示

精神発達遅延のある20歳代男性．以前より多飲・多尿の傾向があったが，友人と口論となり，飲水がさらに増加し，嘔吐・頭痛を訴え意識も低下して傾眠傾向となり救急搬送された．入院後に一時的に痙攣発作がみられた．血清Naは117mEq/Lと低値であり，尿浸透圧は54mOsm/kg・H_2Oと低値であったことより，大量飲水による低Na血症が強く疑われた．水制限により10L以上の排尿があり，血清Naも143mEq/Lと上昇して意識状態も正常化した．この時の尿浸透圧は546mOsm/kg・H_2Oと上昇していた．血清Naが正常化した時の血漿バソプレシン濃度は1.2pg/mL（正常 0.3〜3.5pg/mL）であり，水中毒と診断された．

I

水・ナトリウム代謝の異常

1 心因性多飲による水中毒

症例へのアプローチおよび鑑別法

▶1. 低 Na 血症へのアプローチ

　　低 Na 血症のファーストアプローチは，尿浸透圧の測定である．血漿（血清）浸透圧が低値であれば，血漿浸透圧を正常化させようとして，抗利尿ホルモン（ADH）分泌が抑制されて自由水の排泄が促進され，尿浸透圧は血漿浸透圧よりも低値となる．このような場合には，大量の水負荷（飲水や低張輸液過剰投与など）があったことが示唆される．しかし，尿浸透圧が血漿浸透圧よりも高い場合には，血漿浸透圧が低値にもかかわらず，不適切に抗利尿ホルモンが分泌され，腎での水再吸収が亢進している状態を示唆している．

▶2. 低 Na 血症の鑑別

　　1 日尿量が 3,000mL を超える場合に多尿と定義されている．尿浸透圧が血漿浸透圧よりも低値で多尿をきたす場合には，尿崩症を鑑別しなければならない．尿崩症では下垂体後葉からの抗利尿ホルモンの分泌不全による中枢性尿崩症，分泌された抗利尿ホルモンが腎で十分な反応をしないために生じる腎性尿崩症を鑑別しなければならない．中枢性尿崩症では 5％高張食塩水負荷によって血漿浸透圧を上昇させても，血漿バソプレシン濃度が正常な反応を示さない[1]．あるいは飲水制限によって 3％以上の体重減少でも尿浸透圧が上昇しない．しかし，中枢性尿崩症ではその後にバソプレシンを投与すると尿浸透圧は上昇するのに対し，腎性尿崩症では尿浸透圧は上昇しないことで診断できる[2]．尿崩症では，多尿による血漿浸透圧（血清 Na）上昇を補正するために多飲をきたす．

　　本症例では，低 Na 血症を呈していること，以前より多飲傾向であったこと，飲水制限により血清 Na が正常化したときに尿浸透圧が 546mOsm/kg・H_2O と上昇していたことから，尿崩症は否定的であり，多飲による水中毒と診断できる．

治療法はどうする？

　　水中毒の場合の治療は水制限である．本症例は水制限を行い，10L 以上の排尿があり血清 Na も 143mEq/L へと正常化した．その後も多飲は認めず尿量は 1.5〜2.0L／日，血清 Na も正常範囲内を維持した．自由に飲水させたところ 1 時間で 3,250mL の排尿がみられ，30 分後には血清 Na は 133mEq/L ま

で低下し，尿浸透圧は 81mOsm/kg・H_2O に低下した．同時に頭痛を訴えて自ら飲水を中止した．

病態の解説

　水中毒という言葉は，「過剰の水摂取により体内溶質が急速に希釈され，その結果生じる神経系の刺激症状」を示すものと定義されている[1]．多飲による水中毒の発症機序については，①統合失調症などの精神神経疾患，②服用薬剤，③浸透圧受容体の "reset" などが考えられている．

　報告されている水中毒症例のうち，約 60％は原疾患として統合失調症などの精神神経疾患を有している[2]．多飲の動機に関しては，「聖母マリアが飲水を命じた」，「水を飲んで汚れた心を清めたい」などの妄想が多い．薬剤としてはカルバマゼピン，アミトリプチリンなどを服用している症例が多く，これらの薬剤は抗利尿ホルモン分泌を亢進させる[3] ため，大量飲水時でも十分な自由水排泄ができず，水貯留を亢進させて低 Na 血症をきたしている可能性がある．浸透圧受容体の "reset" については，多飲による低 Na 血症をきたした症例に飲水制限を試み，血漿浸透圧が 242～272mOsm/kg・H_2O と正常化しなかった時点でも，尿浸透圧が血漿浸透圧を超えることを報告しており[4]，抗利尿ホルモンの浸透圧受容体が "reset" されていると推測している．

　抗利尿ホルモンが完全に抑制された時には，糸球体濾過値の 10～15％の自由水を排泄できるとされている[5]．糸球体濾過値が正常であれば 14～21L/ 日の尿量を排泄できる．時間あたり 1.2～1.5L の飲水では希釈性の低 Na 血症は生じないと考えられる．これ以下の飲水で低 Na 血症が生じた場合には，抗利尿ホルモンに対する浸透圧受容体が "reset" されている可能性を考慮すべきである．

　本症例では，精神発達遅延が基礎疾患として存在し，統合失調症の診断はされておらず，また薬剤の服用もない．友人との口論や，入院期間が長くなった時など，精神的なストレスが加わったときに大量の飲水を認めている．これらの精神的ストレスが抗利尿ホルモン分泌を促進させて自由水排泄が障害された可能性がある．しかし，ある程度の大量飲水では頭痛などの症状が出現し，自ら飲水を中止することがあった．

I

水・ナトリウム代謝の異常

■文献

1） Rowntree LG. Water intoxication. Arch Intern Med. 1923; 32: 157-74.

2） 米村克彦, 菱田　明, 宮嶋裕明, 他. 心因性多飲による水中毒症の 1 例. 代謝. 1984; 21: 81-6.

3） Bonnici F. Antidiuretic effect of clofibrate and carbamazepine in diabetes insipidus: Studies on free water clearance and response to a water load. Clin Endocrinol. 1973; 2: 265-75.

4） Hariprasad MK, Eisinger RP, Nadler IM, et al. Hyponatremia in psychogenic polydipsia. Arch Intern Med. 1980; 140: 1639-42.

5） Grantham L, Linshaw M. The effect of hyponatremia on the regulation of intracellular volume and solute composition. Circ Res. 1984; 54: 483-91.

〈米村克彦, 榊間昌哲〉

Case

2 下垂体腫瘍に伴う多尿

Summary

❶ 視床下部・下垂体茎・下垂体部に発症する腫瘍性病変によっても尿崩症は発症する.

❷ 治療はデスモプレシンの経鼻・経口の投与を行う.

❸ デスモプレシンの過剰投与は水中毒の原因となるため，注意を要する.

症例提示

　42歳，女性．5年前に頭痛のため施行した頭部MRIにおいて径7mmの囊胞性病変を指摘されたが，下垂体茎や視床下部に明らかな異常を認めなかった．また，その大きさから症状との関連性なしとのことで通院は中断し，消炎鎮痛薬で対応していた．2～3カ月前から日中夜間を問わず1時間毎に排尿に行くようになった．同時期から口渇感強く，冷水を多飲するようになったため受診した．例年の会社検診では，明らかな異常を指摘されていなかった．明らかな月経異常も認めなかった．家族歴では，多尿を呈する疾患はなかった．

　入院時所見：身長159cm，体重45.1kg，血圧123/80mmHg，体温36.0℃，結膜に貧血黄疸認めず．口腔粘膜やや乾燥．皮膚乾燥を軽度認める．下腿浮腫なし．尿量は1日5,600mL，飲水量も4,800mL程度であった．

　血糖値86mg/dL，HbA1c 5.3%，尿糖（−），クレアチニン0.86mg/dL，血清Na 148mEq/L，K 4.2mEq/L，Cl 109mEq/L，Ca 9.6mg/dL，Pi 3.8mg/dL，アルブミン4.2g/dL，血清コルチゾール12.6μg/dL，甲状腺刺激ホルモン（TSH）0.98μIU/mL，遊離サイロキシン（FT4）1.3ng/dL，プロラクチン28ng/mL，ADH 2.3pg/mL，血漿浸透圧294mOsm/kg・H_2O，尿浸透圧74mOsm/kg・H_2O

Ⅰ

水・ナトリウム代謝の異常

再検MRIでは直径16mmの囊胞性病変をトルコ鞍内に認め，内部はT2強調画像で高信号であった．下垂体前葉は軽度前下方へ圧排されていた．T1強調画像では下垂体後葉の高信号を認めなかった．下垂体茎と視床下部に明らかな病変を認めなかった．

症例へのアプローチおよび鑑別法

▶1. 下垂体病変を合併する多尿へのアプローチ

　多尿の場合，①水分過剰摂取によるもの（心因性多尿など），②抗利尿ホルモン（バソプレシン：AVP）の分泌低下によるもの（中枢性尿崩症など），③腎臓におけるAVP反応性低下によるもの（腎性尿崩症，低カリウム血症，高カルシウム血症，リチウム・デメクロサイクリンなど薬剤性，鎌状赤血球症など），④腎髄質の浸透圧勾配の障害・浸透圧性利尿によるもの（急性・慢性腎不全，糖尿病，薬剤など）を想定し，鑑別する．

　病歴では，多飲が先行することはなかった．多尿の家族歴はなく，電解質異常も明らかなものを認めない．尿糖陰性であり高血糖を認ないため，糖尿病性の高浸透圧利尿は考えられない．高浸透圧性利尿を発症する薬剤（マンニトールなど）の使用もない．発症が比較的急性であり，中枢性尿崩症が最も考えやすい．一方，画像診断上は典型的リンパ球性下垂体漏斗後葉炎にみられるような下垂体茎の腫大を認めなかった．下垂体後葉のT1強調画像における高信号を認めなかったことから，中枢性尿崩症を強く示唆した．しかし，視床下部病変を認めず，下垂体部の腫瘍も比較的小型であった．尿崩症まで呈する下垂体腺腫はほとんどが大型である．下垂体部に発生する囊胞性病変の代表的なものとしてラトケ囊胞がある．ラトケ囊胞は，周囲への炎症波及が強く，小型のものでも下垂体機能の障害をきたす場合がある．本症例は，ラトケ囊胞により中枢性尿崩症を呈したと考えられる．確定診断のためには，高張食塩水負荷試験を施行し，血中AVPの反応が血漿浸透圧の上昇に比して反応不良であることを証明する必要がある．本例では，血漿浸透圧316mOsm/kg・H_2Oまで上昇したが，血漿AVP濃度は1.3pg/mLであり，充分低値であった．また，デスモプレシンスプレーによって尿浸透圧は612mOsm/kg・H_2O間で上昇したため中枢性尿崩症と診断した．

治療法はどうする？

中枢性尿崩症の治療は，欠乏した抗利尿ホルモンの補充が最も有効な治療法である．V2 バソプレシン受容体のアゴニストであるデスモプレシンの点鼻あるいは経鼻スプレーが長く使われてきた．眠前 1 回 2.5 μg 相当のデスモプレシンから開始し，1 日 1〜3 回の施行によって尿量を調節する．夜間睡眠障害とならないよう眠前の量を調整し，一方で水中毒とならないように，日中の投与量を抑制的に調節する．血清ナトリウム値，血漿浸透圧・尿浸透圧（尿比重）を参考とする．近年，経口デスモプレシンが広く使われるようになった[1]．経口といっても，直ちに水などで飲み込んではならない．舌下に投与し，口腔内で完全に溶けるまでゆっくり待つ．やはり，眠前 60mg の舌下投与で開始し，1 日 1〜3 回で調整する．1 回の投与量は 120 μg までとする．日中に効果が切れる時間帯を 1〜2 時間設けると，水中毒を回避しやすい．食直後は効果が減弱するため，空腹時あるいは食後 2 時間以上経てから舌下投与する．

病態の解説

AVP は視床下部室傍核と視索上核において産生され，軸索輸送によって下垂体後葉（神経葉）へ輸送後に蓄積される．血漿浸透圧の低下や血圧の低下などに応じて，体循環に放出され，腎臓遠位尿細管の V2 受容体に作用し，尿量を調節する．下垂体腺腫，頭蓋咽頭腫，胚細胞腫，囊胞など視床下部・下垂体茎・下垂体部に発生する腫瘍性病変あるいは同部位の炎症性／肉芽腫性病変によって AVP の産生や輸送が障害され，中枢性尿崩症を発症する[2]．非腫瘍性のものとしてリンパ球性漏斗下垂体神経葉炎やサルコイドーシスが知られる．腫瘍性病変では，漏斗部や視床下部障害が生じる頭蓋咽頭腫や胚細胞腫では，高頻度に尿崩症を合併する．囊胞性病変であるラトケ囊胞も下垂体後葉に隣接するが，炎症波及が強いため比較的小型でも尿崩症を発症することがある．MRI の T1 強調画像における下垂体後葉高信号は AVP の貯蔵を反映しており，中枢性尿崩症では AVP の下垂体後葉における貯蔵が減少するため，その高信号が消失する．似た病態に，腎臓での AVP 反応性が低下する腎性尿崩症がある．しかし，本症例では外因性のデスモプレシン投与によって尿浸透圧が充分に上昇したことから，腎性尿崩症は否定される．

■文献

1) Arima H, Oiso Y, Juul KV, et al. Efficacy and safety of desmopressin orally disintegrating tablet in patients with central diabetes insipidus: results of a multicenter open-label dose-titration study. Endocr J. 2013; 60: 1085-94.

2) Arima H, Azuma Y, Morishita Y, et al. Central diabetes insipidus. Nagoya J Med Sci. 2016; 78: 349-58.

〈沖　隆〉

Case

3 頭蓋咽頭腫癌の術後，副腎皮質ホルモン補充で多尿が出現

Summary

❶ 視床下部・下垂体茎・下垂体部に発症する腫瘍性病変によって尿崩症が発症する．

❷ 治療はデスモプレシンの経鼻・経口の投与を行う．

❸ デスモプレシンの過剰投与は水中毒の原因となるため，注意を要する．

症例提示

　48歳，女性．毎年受けていた職場検診にて，3年ほど前から血清総コレステロールの増加を指摘されていた．同時期から月経不順となり，2年前から無月経であった．最近食欲不振が続き，体重が6カ月で5kgの減少となった．3週間前，車運転中に追突事故を起こし，一過性に意識消失したため救急外来を受診した．その際施行した，頭部CTで鞍上部から第三脳室にかけて3cmの石灰化を伴う腫瘍性病変を認めたため，下垂体機能評価を含め入院となった．それまでに，多飲多尿の既往はなかった．

　入院時所見：身長153cm，体重44.6kg，血圧98/65mmHg，体温35.4℃，結膜に軽度貧血を認めた．皮膚乾燥を軽度認める．胸腹部に異常なし．受診時には明らかな神経所見の異常を認めなかった．

　血清Na 141mEq/L，K 4.7mEq/L，Cl 96mEq/L，Ca 8.7mg/dL，Pi 3.4mg/dL，アルブミン3.4g/dL，血糖値64mg/dL，総コレステロール264mg/dL，尿糖（−），クレアチニン0.54mg/dL

　（内分泌検査）ACTH 4pg/mL，コルチゾール1.6μg/dL，尿中遊離コルチゾール＜10μg/日，甲状腺刺激ホルモン（TSH）3.4μIU/mL，遊離サイロキシン（FT4）0.5ng/dL，プロラクチン38ng/mL，LH＜0.5mIU/mL，FSH＜0.5mIU/mL，GH 0.12ng/mL，IGF-I 54ng/mL，

I

水・ナトリウム代謝の異常

抗利尿ホルモン（ADH）1.1pg/mL，血漿浸透圧 287mOsm/kg・H_2O，
尿浸透圧 269mOsm/kg・H_2O

　頭部 MRI では直径 32mm の T1 強調画像，T2 強調画像いずれも低〜
高の不均一な信号を呈する嚢胞性病変であった．正常下垂体は左側へ軽度
圧排され，T1 強調画像における下垂体後葉高信号を確認できなかった．

　（経過）下垂体前葉機能の評価の結果，プロラクチン以外の下垂体前葉ホ
ルモンの分泌低下を認めたため，ヒドロコルチゾンの補充から開始したと
ころ，突然多尿を認めるようになり，1 日尿量 4,800mL となり，口渇多
飲を認めるようになった．高張食塩水負荷試験において，血漿 ADH の反
応不良を認め，中枢性尿崩症の合併と診断し，経口デスモプレシンを開始
した．

症例へのアプローチおよび鑑別法

▶1．下垂体前葉機能低下症の治療開始後にみられる多尿へのアプローチ

　下垂体前葉機能低下症と診断した際には，その障害が発生したホルモンに応
じて補充療法を行う．ACTH，TSH，LH，FSH，GH の低下を認めた場合に
は，グルココルチコイド，甲状腺ホルモンの順に補充を開始する．その際，下
垂体前葉機能低下症に加えて中枢性尿崩症を合併していても，多尿など中枢性
尿崩症にみられる症状を欠く場合がある．こういう例を仮面尿崩症という．こ
の場合，グルココルチコイドを補充した後に本来の中枢性尿崩症の症状がみら
れる．下垂体前葉機能低下症患者に対してグルココルチコイドを補充後に多尿
となった場合，糖尿病や薬剤など多尿となる原因について鑑別する必要がある
が，多くは同時に合併した中枢性尿崩症が原因である．

治療法はどうする？

　グルココルチコイド補充後に顕性化した尿崩症も，一般的な中枢性尿崩症の
治療と変わらない．ただ，急激に多尿となるため脱水とならないように電解質
など充分に監視しながら，デスモプレシンの補充を開始する．経口デスモプレ
シンで開始する例が多いが，意識低下など内服が困難な場合や口腔内保持が困

難な場合は，経鼻で投与する．経鼻投与も困難な場合は，皮下注ピトレシン5単位6時間毎などで調整する．

病態の解説

　下垂体前葉機能低下症の原因として，腫瘍性病変，肉芽腫，自己免疫機序を含む炎症性疾患などがあげられる[1]．下垂体近傍の腫瘤性病変として下垂体腺腫が最も高頻度である．下垂体腺腫が下垂体前葉機能低下症の原因となる場合は巨大腫瘍が多く，そのような例では視野障害も伴いやすい．微小腺腫によって下垂体機能低下症となる可能性は少ない．一方，下垂体茎やより上位の視床下部に発生する腫瘍性あるいは肉芽腫性病変においては，下垂体前葉機能低下症に加え，しばしば中枢性尿崩症を合併する．一方，リンパ球性下垂体前葉炎では，後葉障害を認めることは稀である．IgG4関連疾患のように，全身疾患の一部として下垂体病変を合併する場合は，前葉障害に加え後葉障害も呈することが少なくない．

　グルココルチコイド欠乏状態では利尿不全があるため，中枢性尿崩症が合併しても顕性の多尿とならないことが多い．そのため，グルココルチコイド補充開始後に顕性の尿崩症となる（仮面尿崩症）．よって，下垂体前葉機能低下症患者において，MRIなど画像診断で下垂体後葉障害の合併が予期される場合は，仮面尿崩症の存在を強く疑い，尿崩症の顕性化に備える必要がある．

■文献

1) Arima H, Azuma Y, Morishita Y, et al. Central diabetes insipidus. Nagoya J Med Sci. 2016; 78: 349-58.

〈沖　　隆〉

Case 4

進行肺癌患者で低ナトリウム血症が判明

Summary

❶ 悪性腫瘍，特に肺小細胞癌から異所性に抗利尿ホルモン（ADH，AVP）が分泌されることで低ナトリウム（Na）血症が惹起される場合がある．

❷ 治療は水分制限が中心となるが，異所性 ADH 産生腫瘍においては ADH V2 受容体拮抗薬の適応もある．

❸ 類似疾患との鑑別や，適切な治療のために，治療前の体液量評価が肝要である．

症例提示

68歳，男性（体重62 kg）．健康診断で撮影した胸部X線写真にて，左肺上葉の結節影を指摘された．気管支鏡を用いた生検を施行し，病理結果より小細胞癌と診断された．骨シンチグラフィーとMRI検査にて腰椎への骨転移を指摘されたため，進行癌と判断され，化学療法での治療方針となった．化学療法開始目的に1週間後に入院予定となったが，その間に徐々に食思不振が進行していった．水分は摂取できていた．食事がほとんど摂取できなくなったため予約外受診したところ，採血にて血清Na 118mEq/L と低下を認めたため，緊急入院となった．

入院時所見：体重60kg，血圧116/73mmHg，口腔粘膜湿潤，皮膚ツルゴール正常，下腿浮腫なし，血清 Na 118mEq/L，N末端プロ脳性ナトリウム利尿ペプチド（NT-proBNP）90pg/mL，血清コルチゾール 21.9 μg/dL，甲状腺刺激ホルモン（TSH）1.22μIU/mL，遊離サイロキシン（FT4）1.0ng/dL，ADH 2.3pg/mL，血漿浸透圧 252mOsm/kg・H_2O，尿浸透圧 621mOsm/kg・H_2O，尿中 Na 66mEq/L

症例へのアプローチおよび鑑別法

▶1. 低 Na 血症へのアプローチ

血漿浸透圧が低値である低 Na 血症は，①細胞外液（extracellular fluid：ECF）減少，② ECF 正常～軽度増加，③ ECF 増加に伴うものに分類される[1]．本例では，体重減少を認めるものの，口腔粘膜乾燥や皮膚ツルゴール低下などの脱水を示唆する身体所見を認めなかった．また，下腿浮腫なく，NT-proBNP も上昇していなかったことから，溢水もないと判断した．以上より，細胞外液量の状態は「正常～軽度増加」と判断された．

▶2. 低 Na 血症の鑑別

ECF が正常～軽度増加する低 Na 血症の鑑別診断として，副腎皮質機能低下症，甲状腺機能低下症，心因性多飲（水中毒），ADH 不適切分泌症候群（syndrome of inappropriate secretion of ADH：SIADH）などがあげられる．

本例では入院前の水分多飲はなく，水中毒は否定的であった．また，甲状腺機能および副腎機能はともに正常であった．低血漿浸透圧にも関わらず，ADH 値は 2.3pg/mL と相対的高値であったことから，SIADH と診断した．高張尿や Na 利尿を認めることも SIADH に矛盾しない所見であった．SIADH の診断基準を表 1 に示す[2]．

表 1 SIADH の診断の手引き〔バソプレシン分泌過剰症（SIADH）の診断と治療の手引き（平成 22 年度改訂）．厚生労働科学研究費補助金難治性疾患克服研究事業　間脳下垂体機能障害に関する調査研究班．平成 22 年度総括・分担報告書．2011; 158-9[2] より改変〕

Ⅰ．主症候
1. 脱水の所見を認めない．
2. 倦怠感，食欲低下，意識障害などの低ナトリウム血症の症状を呈することがある．

Ⅱ．検査所見
1. 低ナトリウム血症：血清ナトリウム濃度は 135mEq/L を下回る．
2. 血漿バソプレシン値：血清ナトリウム濃度が 135mEq/L 未満で，血漿バソプレシン濃度が測定感度以上である．
3. 低浸透圧血症：血漿浸透圧は 280mOsm/kg を下回る．
4. 高張尿：尿浸透圧は 300mOsm/kg を上回る．
5. ナトリウム利尿の持続：尿中ナトリウム濃度は 20mEq/L 以上である．
6. 腎機能正常：血清クレアチニンは 1.2mg/dL 以下である．
7. 副腎皮質機能正常：早朝空腹時の血清コルチゾールは 6μg/dL 以上である．

［診断基準］
　確実例：Ⅰの 1 およびⅡの 1～7 を満たすもの．

SIADH をきたす疾患として，異所性 ADH 産生腫瘍と下垂体後葉由来の ADH 分泌亢進（中枢神経疾患，胸腔内疾患，薬剤性）があげられる．本例では，経過より肺小細胞癌からの ADH 産生が最も疑われた．

治療法はどうする？

原疾患の治療が可能であれば，その結果，SIADH の原因は取り除かれるが，実際は本例のように困難であることが多く，下記に示すような対症療法を行う．血清 Na 値が 120mEq/L 以下の著明な低 Na 血症や昏睡などの重篤な症状を呈している場合は，3%高張食塩水の点滴による速やかな補正を行う．浸透圧性脱髄症候群の発症予防のため，補正速度は 0.5mEq/L 時以下かつ 10mEq/L 日以下とし，血清 Na 濃度が 125mEq/L 以上になった時点で補正を中止する．血清 Na 値が 120mEq/L 以上の場合は 800mL/ 日未満の飲水制限を行う．また平行して，10g/ 日以上の塩分摂取を励行する．

飲水制限でも血清 Na の改善が不十分な場合，本例のような異所性 ADH 産生腫瘍による SIADH においては，モザバプタンの投与が適応となっている．1 日 30mg の経口投与で約 10mEq/L の血清 Na 濃度上昇が見込まれる[3]．

本例においては，血清 Na 118mEq/L と 120mEq/L 以下ではあったが，神経症状は呈していなかったため，高張食塩水点滴は施行せず，飲水制限・塩分摂取励行を行ったところ，徐々に血清 Na 値は改善を認め，最終的に血清 Na 133mEq/L まで上昇し，充分量の食事摂取も可能となった．

病態の解説

ADH の分泌過剰が生じると，腎尿細管における水再吸収が亢進し，体液貯留をきたすはずだが，SIADH では循環血漿量はほぼ正常範囲である．これは，ADH 分泌過剰により一旦増加した体液に反応する形で，腎集合管での ADH 作用部位である V2 レセプターおよび水チャネルであるアクアポリン 2 の発現低下[4] や Na 利尿ペプチドの分泌亢進が生じ，最終的に循環血漿量が落ち着くためと考えられている．

異所性の ADH 産生をきたす悪性腫瘍としては，肺癌，膵癌，胸腺腫，前立腺癌などの報告があるが，その内では肺小細胞癌の頻度が最も高い．また，異所性産生をきたさない胸部腫瘍や，感染症などの肺疾患でも SIADH を発症することがあるが，その機序は，頸動脈洞や心房に存在する圧受容器ないし容量

受容器による持続的な ADH 分泌抑制が，肺疾患の存在によって解除され ADH の分泌が亢進すると考えられている．

　高齢者にみられる低 Na 血症の病態で，SIADH と鑑別すべき疾患としてミネラルコルチコイド反応性低 Na 血症（mineralocorticoid responsive hyponatremia of elderly：MRHE）がある．これは，腎臓での Na 保持能が加齢により低下することで，低 Na 血症および体液量の減少をきたす病態である[5]．検査所見は，低 Na 血症，血漿低浸透圧，高張尿，ADH 分泌の相対的増加など，SIADH の所見と鑑別が困難であるが，体液量が減少している点が異なる．MRHE における ADH 分泌亢進は，体液量減少に対する反応性のものであるため，SIADH の治療法である水分制限を行うと MRHE の病態は増悪してしまう．そのため，治療前に体液量の評価を可能な限り正確に行うことが肝要である．

■文献

1) 石川三衛. 水代謝異常. 日内会誌. 2006; 95: 814-20.
2) バゾプレシン分泌過剰症（SIADH）の診断と治療の手引き（平成 22 年度改訂）. 厚生労働科学研究費補助金難治性疾患克服研究事業　間脳下垂体機能障害に関する調査研究班. 平成 22 年度総括・分担報告書. 2011; 158-9.
3) Ectopic ADH syndrome Therapeutic Research Group. Clinical implication of the antidiuretic hormone (ADH) receptor antagonist mozavaptan hydrochloride in patients with ectopic ADH syndrome. Jpn J Clin Oncol. 2011; 41: 148-52.
4) Saito T, Higashiyama M, Nagasaka S, et al. Role of aquaporin-2 gene expression in hyponatremic rats with chronic vasopressin-induced antidiuresis. Kidney Int. 2001; 60; 1266-76.
5) Ishikawa S, Saito T, Fukagawa A, et al. Close association of urinary excretion of aquaporin-2 with appropriate and inappropriate arginine vasopressin-dependent antidiuresis in hyponatremia in elderly subjects. J Clin Endocrinol Metab. 2001; 86: 1665-71.

〈柿沢圭亮，沖　隆〉

Case 5

うっ血性心不全患者の低ナトリウム血症が進行

Summary

❶ 心不全は細胞外液量が増加した希釈性の低張性低 Na 血症を認める.

❷ 心拍出量低下に対する代償性変化としてのレニン‐アンジオテンシン‐アルドステロン (renin-angiotensin-aldosterone: RAA) 系亢進, 交感神経系の活性化, 抗利尿ホルモン (anti-diuretic hormone: ADH) 分泌亢進のために低 Na 血症に至る.

❸ 心不全患者における低 Na 血症は予後を規定する重要な因子である.

❹ 細胞外液量が増加した低 Na 血症では, 飲水・塩分制限と利尿薬を用いる. 尿張度が血清張度より低くなるように利尿薬を用いる.

症例提示

　　65 歳, 男性 (普段の体重 80kg, 入院時 87kg). 外来で糖尿病, 慢性腎臓病 (chronic kidney disease: CKD), 高血圧, 脂質異常症の治療と, 心筋梗塞後の慢性心不全のために入退院を繰り返していた. 今回は収縮期血圧 200mmHg 台の高血圧を契機に慢性心不全の増悪を認め, 緊急入院となった. 入院時, 起座呼吸の状態で, SpO_2 87% (room air), 下腿浮腫も著明であった. 胸部 X 線で肺水腫を認めたため, 非侵襲的陽圧換気療法を導入した. 血清 Na 131mEq/L, 血清クレアチニン (SCr) 1.50mg/dL, 血漿浸透圧 279mOsm/L, ヒト脳性 Na 利尿ペプチド (BNP) 2,017pg/mL, 尿中 Na 58mEq/L, K 32mEq/L, 尿浸透圧は 306mOsm/L であった. 飲水・食塩制限と, 普段の内服薬に追加してカルペリチド 0.025μg/kg/ 分で持続静注を開始した. しかし, 尿量の増加を認めず, 翌日からフロセミド 5mg/ 時の持続点滴とトリクロルメチアジド 1mg 内服を追加したところ, 尿量は約 1,500mL/ 日程度に増加した.

　　呼吸状態や浮腫は緩徐に改善傾向であったが, 治療開始後 5 日目に Na

125mEq/L と低Na血症の進行を認めた．この時の尿中Na 78mEq/L, K 42mEq/L, 尿浸透圧は367mOsm/Lであった．意識障害など低Na血症に起因する症状は認めなかった．

症例へのアプローチおよび鑑別法（図1）

　低Na血症の鑑別は，まず血漿浸透圧を測定し，高張性低Na血症および等張性低Na血症を除外することである．高張性低Na血症は，高血糖，マンニトール，高浸透圧性造影剤により細胞内外液の浸透圧格差が生じ，細胞内から外への水の移動を引き起こすために低Na血症を呈する．等張性低Na血症は，中性脂肪・コレステロール増加や，高蛋白血症によって血漿分画が減少し，偽性低Na血症を呈する．本例，血漿浸透圧280mOsm/Lであるから高張性低Na血症は否定され，中性脂肪（TG）120mg/dL, 総コレステロール（T-Cho）

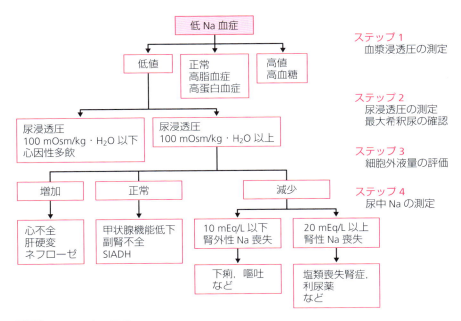

図1 低Na血症の鑑別

160mg/dL であり，等張性低 Na 血症も否定され，低張性低 Na 血症と判断した．次に鑑別のために尿浸透圧を測定する．尿浸透圧が 100mOsm/L 未満であれば，水中毒や溶質摂取不足（beer potomania）が鑑別にあがる．尿浸透圧が 100mOsm/L 以上は ADH 分泌を認め，腎臓からの自由水の排泄障害が存在することがわかる．その後，細胞外液量の評価を行い，低張性低 Na 血症の原因検索を進める．本症例は著明な下腿浮腫を認め，高血圧，BNP 高値など，細胞外液量の増加を示唆する所見を認めた．病歴も合わせると，本症例では心不全に伴う細胞外液量増加の低張性低 Na 血症と診断した．

治療法はどうする？

まずは，症候性か無症候性かを判断する．症候性の場合，脳障害の進行や後遺症を防ぐため早急な対応が求められる．また急性発症か慢性発症の時間的経過も重要な情報である．低 Na 血症に対する補正の手段や速度が，症状と経過によって異なるためである．血清 Na 値の絶対値と臨床症状の重症度，出現の有無に相関はない．

本症例は受診時，低 Na 血症による症状は認めていない．後述するように心不全による低 Na 血症は，自由水排泄障害による水分貯留によって惹起される希釈の低張性低 Na 血症であるため，まずは水分制限 800mL/ 日を行った．飲水制限の目安は，（尿 Na＋尿 K）/ 血清 Na 濃度＝0.5 未満であれば 1L/ 日，0.5〜1.0 なら 500mL/ 日程度，1 以上であれば，飲水制限に加え高蛋白食，利尿薬の併用を考慮する．心不全に対し以前から内服していたエナラプリル 2.5mg やスピロノラクトン 25mg，入院時のカルペリチド持続静注による尿中 Na 排泄の状態から，フロセミド持続点滴を 5mg/ 時と，トリクロルメチアジド 1mg により尿中への（Na＋K）排泄がさらに増加したため腎臓からの自由水排泄障害が増悪し低 Na 血症が進行した．フロセミド持続点滴を 2mg/ 時に減量し，トリクロルメチアジド 1mg を内服中止し，さらに自由水排泄を目的にトルバプタン 7.5mg の内服を開始した．トルバプタン開始後 2 日目から約 2,500mL/ 日と尿量が増加し，7 日目には血清 Na 134mEq/L まで改善を認め，心不全の徴候も改善した．

病態の解説

心不全患者の 20〜25％に低 Na 血症を認めるといわれている[1]．一般的に心

不全では体内に過剰な Na を貯留し，それを上回る体液（自由水）貯留をきたし希釈性低 Na 血症となる．すなわち飲水や点滴など体外から摂取した自由水より，腎臓を通じて尿として排泄する自由水の量が低下した際に認める[2]．

心不全では，心拍出量低下のために全身の循環動態が破綻する．それによって，頸動脈洞などに存在する圧受容体への灌流低下が生じ，交感神経系が活性化され，結果として RAA 系が亢進するため腎血流量および糸球体濾過量が減少する．近位尿細管では，Na と水の再吸収が亢進し，ループ上行脚と遠位尿細管への NaCl 到達が減少するため，希釈分節での自由水産生が低下する．また，非浸透圧刺激となる有効循環血漿量低下に反応し AHD 分泌が増加する[3]．ADH は V2 受容体を介して髄質集合管において水チャネルであるアクアポリン-2 の発現を増加し，自由水の再吸収を促進する．このように，心不全では，自由水の生成障害と排泄低下により低 Na 血症を生じる．RAA 系の活性化によりアンジオテンシンⅡは，血管収縮作用での腎血流量低下や，口渇感を誘発するため飲水が増加し，さらに体内への自由水の貯留を促進し低 Na 血症がより目立つようになる（図2）．

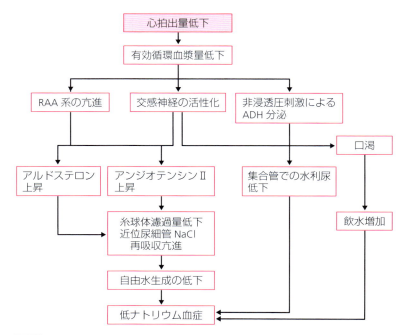

図2 心不全における低 Na 血症の機序

表 1 トルバプタンとループ利尿薬の違い

	ループ利尿薬	トルバプタン
心拍数	上昇	不変
血圧	低下	不変
腎血漿流量	低下	不変
糸球体濾過量	低下	不変
RAA 系	亢進	不変
血清 Na 濃度	低下	上昇

　これまでの臨床研究から，低 Na 血症は心不全の予後不良因子で，ADH 高値は心不全の予後と関連することが報告[4]されている．しかし，低 Na 血症の是正が心不全の予後を改善するとの実証は未だない．心不全では体液管理目的で利尿薬が使用される．ループ利尿薬は Na^+-K^+-$2Cl^-$ 共輸送体を阻害し強力な利尿作用を示す．そのため有効循環血液量の低下と希釈分節への NaCl 到着量が減少することにより，上記の心不全における低 Na 血症を増悪させる．サイアザイド系利尿薬は遠位尿細管での Na^+-Cl^- 共輸送体を抑制し降圧効果を発揮する．臨床の現場では，ループ利尿薬使用により遠位尿細管での Na 再吸収が亢進した状態で併用される．しかし，サイアザイド系利尿薬はループ利尿薬より高頻度に低 Na 血症を引き起こすことが知られている．

　バソプレシン V2 受容体拮抗薬トルバプタンは，自由水排泄により確実に Na 濃度を上昇させる．しかも血漿浸透圧を上昇させ血管外の間質から水分を引き込むため，溢血を改善し血管内容量を維持し，有効循環血液量低下による心臓や腎臓への悪影響を防ぐことが期待できると考えられる（表1）．

■文献

1）Bettari L, Fiuzat M, Felker GM, et al. Significance of hyponatremia in heart failure. Heart Fail Rev. 2012; 17: 17-26.

2）Adrougué HJ, Madias NE. Hyponatremia. N Engl J Med. 2000; 342: 1581-9.

3）Theodosios DF, Moses SE. Hyponatremia in patients with heart failure. World J Cardiol. 2013; 5: 317-28.

4）Nakamura T, Funayama H, Yoshimura A, et al. Possible vascular role of increased plasma arginine vasopressin in congestive heart failure. Int J Cardiol. 2006; 106: 191-5.

〈山内　佑，佐々木環〉

Case 6

ANCA 関連血管炎の寛解導入治療のため，シクロホスファミドを開始したところ低ナトリウム血症が出現

Summary

❶ シクロホスファミド（CY）は点滴だけでなく，内服によっても低ナトリウム（Na）血症を惹起する.

❷ 副作用予防のための低張液輸液や大量飲水が，低 Na 血症の発症に関与する.

❸ CY による集合管のバソプレシンタイプ 2 受容体（V2R）の活性化が，低 Na 血症の発症に関与する可能性がある.

I

水・ナトリウム代謝の異常

症例提示 　70 歳，女性（体重 37kg）．抗好中球細胞質抗体（ANCA）関連血管炎による急速性進行性腎炎〔ピークの血清クレアチニン（SCr）：5.22mg/dL〕の寛解導入のため，ステロイド・パルス療法の後に経口プレドニゾロン（PSL）30mg/ 日（0.8mg/kg/ 日）を開始し，1 カ月後にシクロホスファミド（CY）50mg/ 日（内服）を追加した．その後，SCr は 1.98mg/dL（推算糸球体濾過量 20mL/ 分）まで低下したため，PSL 20mg/ 日＋CY 50mg/ 日で退院となった〔退院時の血清ナトリウム（Na）は 138mEq/L〕．退院時，出血性膀胱炎などの副作用予防のため，水分は多く摂るよう指導がされていた．

　退院 11 日後の定期受診では，血清 Na は 130mEq/L まで低下していた．さらに，その 3 日後に嘔気，嘔吐，意識障害が出現したため，救急外来を受診．血清 Na が 108mEq/L まで低下しており，頭部 CT で脳浮腫を認めたため，緊急入院となった.

症例へのアプローチおよび鑑別法

▶1. 低 Na 血症へのアプローチ

　　低 Na 血症のファーストアプローチは，まずは細胞外液量の状況を推定し，細胞外液量が欠乏しているのか，正常なのか，増加しているのか，について評価することである．本例では，入院時の体重は 37kg と不変であり，明らかな下腿浮腫を認めなかった．一方，血圧は 169/87mmHg と高く，血漿ヒト心房性 Na ペプチド（hANP）は 80pg/mL（正常＜40）と上昇していたことより，細胞外液量の状態は「正常〜やや増加」と判断した．

▶2. 低 Na 血症の鑑別

　　入院時，血漿浸透圧 233mOsm/kg・H_2O，尿中 Na 排泄 55mEq/L，尿中浸透圧 246mOsm/kg・H_2O であり，血漿の抗利尿ホルモン（ADH）は 2.7pg/mL（正常：0.3〜3.5）であった．

　　細胞外液量が「正常〜やや増加」と評価された場合，低 Na 血症の鑑別として甲状腺機能低下症，副腎不全，抗利尿ホルモン不適切分泌症候群（SIADH）などがあがる．しかし，本例では副腎および甲状腺機能は異常なかった．CY により，SIADH 様の病態が起こることは古くから知られている[1]．本例では，CY 開始後より血清 Na が低下し始め，1 カ月後には 108mEq/L まで低下した経過より，"CY による水中毒（water intoxication）" が最も疑われた．

治療法はどうする？

　　入院後，直ちに CY を中止し，水制限（生理食塩水を 1L/ 日）を行った．入院 3 日後には血清 Na は 138mEq/L まで上昇し，意識は清明となった．入院 10 日後の頭部 CT では脳浮腫は消失していた．

　　低 Na 血症が改善した 1 カ月後（eGFR 27mL/min/1.73m^2）の時点で，水負荷試験（5％ブドウ糖液 20mL/kg を 30 分点滴）を行った．負荷された水分の 85％は，投与 4 時間以内に尿へ排泄され，尿浸透圧は 369 から 150mOsm/kg・H_2O まで低下し，明らかな尿希釈障害は認めなかった．以上より，本例の低 Na 血症は "CY による一時的な水中毒" と評価した．CY を中止した後は，低 Na 血症の出現はない．

病態の解説

これまで低用量（＜20mg/kg）の CY 静注により，低 Na 血症が誘発されることが報告されてきた．CY 500〜750mg/m^2 の投与 24 時間以内に低 Na 血症（＜135mEq/L）が出現する頻度は，全投与回数の 14.3％であり，低張液の大量輸液が行われた際にみられやすい[1]．本例でも，毎日 2 L 以上の水分を飲んでいたことが後に判明し，腎機能低下（CKD ステージ G4）の状況で大量に水分補給されたことにより，CY による水中毒が助長されたものと考えられた[2]．

CY 内服により，SIADH 様の病態が出現することが報告されている[3]．本例でも，血清浸透圧が 233mOsm/H$_2$O にもかかわらず，血漿 ADH は正常域であり，相対的な ADH の上昇を認めた．しかし，正常範囲の ADH のみで，本例のような重篤な低 Na 血症が起こるとは通常は考えにくい．しかも，入院時の嘔気・嘔吐が ADH を上昇させた可能性も除外できない．

興味深いことに，中枢性尿崩症によって ADH がまったく分泌されないにもかかわらず，CY によって低 Na 血症が発症した小児例[4]が報告されている．このことは，CY またはその代謝産物が ADH と無関係に，腎臓内の水，Na チャネルを調節する可能性が考えられる．

動物実験では，CY およびその代謝産物（4-hydroperoxycyclophospha-mide）は髄質集合管のバソプレシンタイプ 2 受容体（V2R）を活性化し，アクアポリン-2（AQP-2）やヘンレの太い上行脚の Na$^+$-K$^+$-2Cl$^-$ タイプ 2 共輸送体（NKCC2）の発現を亢進させ，AQP-2 の管腔側への trafficking を増やすことが観察されている[5]．さらに，V2R 拮抗薬のトルバプタンにより，CY による低 Na 血症は改善する[5]．したがって，現時点では CY は髄質集合管のV2R 発現を刺激し，希釈性低 Na 血症を惹起する機序が最も考えやすい．

■文献

1) Lee YC, Park SP, Lee CH, et al. Hyponataemia induced by low-dose intravenous pulse cyclophosphamide. Nephrol Dial Transplant. 2010; 25: 1520-4.

2) Kato A, Sugiura T, Yamamoto T, et al. Water intoxication induced by low-dose oral cyclophosphamide in a patient with anti-neutrophil cytoplasmic antibody-related glomerulonephritis. NDT Plus. 2008; 5: 286-8.

3) Gilbar P, Richmond J, Wood J, et al. Syndrome of inappropriate antidiuretic hormone secretion induced by a single dose of oral cyclophosphamide. Ann Pharmacother. 2012; 46: e23.

4) Campbell DM, Atkinson A, Gillis D, et al. Cyclophosphamide and water retention: mechanism revisited. J Pediatr Endocrinol Metab. 2000; 13: 673-5.

5) Kim S, Choi HJ, Jo CH, et al. Cyclophosphamide-induced vasopressin-independent activation of aquaporin-2 in the rat kidney. Am J Physiol Renal Physiol. 2015; 309: F474-83.

〈加藤明彦〉

Case 7 甲状腺機能低下症による低ナトリウム血症

Summary

❶ 50歳代男性が咽頭癌の手術を受け，甲状腺全摘出手術2週後より甲状腺ホルモンの補充を行ったが，甲状腺機能低下の状態で低Na血症が持続していた．

❷ 水負荷試験において，自由水排泄が障害されており，血漿バソプレシン濃度も抑制されず，尿中17-OHCS排泄も低値であった．糖質ステロイド投与後の水負荷試験では，自由水排泄障害も血漿バソプレシン濃度も改善された．

❸ 甲状腺ホルモン増量後の水負荷試験では，自由水排泄障害も血漿バソプレシン濃度も改善され，血清Naも正常化していた．

❹ 甲状腺機能低下症における低Na血症の原因については，抗利尿ホルモン分泌亢進が主因であり，その一部には糖質ステロイド産生障害が関与していたと推測できる．

症例提示　50歳代男性が咽頭癌の手術において，甲状腺・副甲状腺も全摘出手術を受け，2週後よりレボチロキシン100μg，活性型ビタミンDの投与が行われたが，血清Naは118〜130mEq/Lと低Na血症が持続していたために精査目的で入院となった．入院時の甲状腺機能はレボチロキシン100μg投与中であったが，TSH 49μU/mL（正常0.48〜3.81μU/dL），free T3 0.7pg/mL（正常2.4〜3.9pg/mL），free T4 0.7ng/dL（正常0.9〜1.8ng/dL）と甲状腺機能は低下状態であった．血清Na 125mEq/L，血漿浸透圧263mOsm/kg・H_2O，尿浸透圧305mOsm/kg・H_2Oと尿浸透圧は血清浸透圧よりも高値であり，血漿浸透圧が低値であっても血漿バソプレシン濃度は1.78pg/mL（正常0.3〜

3.5pg/mL）と抑制されていなかった．このことは抗利尿ホルモンが不適切に分泌され，自由水排泄が障害されているために低Na血症をきたしていることが示唆された．

　レボチロキシン200μgに増量したところ，TSH 0.8μU/mL，free T3 2.7pg/mL，free T4 1.5ng/dLと甲状腺機能は正常化した時点では，血清Naは正常化した．

低Na血症のアプローチと鑑別法

　甲状腺機能低下状態で水負荷試験を行った．20mL/kgを30分間に飲水させたが，血漿浸透圧は242mOsm/kg・H_2Oまで低下したが，尿浸透圧は460mOsm/kg・H_2Oまでしか低下しなかった．甲状腺機能低下状態では，水負荷に対する自由水排泄は障害されていた．その時の血漿バソプレシン濃度は3.2pg/mLと抑制されていなかった．血清コルチゾル濃度は12.7μg/dLと正常であったが，尿中17-OHCS 2.3mg/日（正常3.1～8.7mg/日）と低下していた．

　次に，ヒドロコルチゾン100mg皮下注して4時間後に再度，水負荷試験を行ったところ，尿浸透圧は200mOsm/kg・H_2Oまで低下し，血漿浸透圧は272mOsm/kg・H_2Oまでしか低下しなかった．血漿バソプレシン濃度は1.0pg/mL以下と抑制されていた．以上のことは，甲状腺機能低下では自由水排泄は障害されていても，糖質コルチコイド投与により自由水排泄障害が改善されることを示している．レボチロキシン200μgに増量して甲状腺機能が正常化した状態で水負荷試験を行った．尿浸透圧は200mOsm/kg・H_2Oまで低下し，血漿浸透圧は284mOsm/kg・H_2Oまでしか低下しなかった．血漿バソプレシン濃度は1.0pg/mL以下と抑制されていた．

　甲状腺機能低下においては，血漿浸透圧が低値であっても抗利尿ホルモン分泌は抑制されずに自由水排泄が障害されており，低Na血症をきたすことが示唆された．甲状腺機能低下では，血清コルチゾル濃度は正常であっても，尿中17-OHCS排泄は低下していたことから，潜在的な副腎皮質機能低下が存在する可能性がある．糖質コルチコイド投与下では，抗利尿ホルモン分泌は水負荷によって抑制され，自由水排泄が改善したことから，甲状腺機能低下では糖質

コルチコイド産生も抑制されており，このことは，甲状腺ホルモン産生低下が自由水排泄障害の原因であるが，潜在的に存在する糖質コルチコイド産生低下も甲状腺機能低下での自由水排泄障害の一因となっていることを示唆するものである．

治療法はどうする？

甲状腺機能低下症の治療としてレボチロキシンの投与である．甲状腺ホルモンはその作用を発揮するのには時間を要するために，低用量から開始して，定期的に甲状腺機能を測定して徐々に増量することである．マグネシウム製剤（緩下剤として処方されることが多い），アルミニウム製剤（制酸剤など），鉄剤などはレボチロキシンの消化管からの吸収を阻害するために同時に内服することは避けるべきである．

病態の解説

甲状腺機能低下症での低 Na 血症発症（≦135mEq/L）頻度については，甲状腺摘除あるいは放射性ヨードによる内照射後の症例を対象として，3.9～26.7％と報告されている[1,2]．しかし，130mEq/L 未満の著明な低 Na 血症をきたした症例は皆無であった．

本症例の低 Na 血症に関しては，水負荷試験において，自由水排泄が障害されており，血漿バソプレシン濃度も抑制されなかった．しかも，尿中 17-OHCS 排泄も低値であり，糖質ステロイド投与後の水負荷試験では，自由水排泄障害も血漿バソプレシン濃度も改善されていた．さらに，甲状腺ホルモン増量によって甲状腺機能が正常化した状態での水負荷試験では，自由水排泄障害も血漿バソプレシン濃度も改善され，血清 Na も正常化していた．このことは，甲状腺機能低下症における低 Na 血症の原因については，抗利尿ホルモン分泌亢進が主因であり，その一部には糖質ステロイド産生障害が関与していたと推測できる．

甲状腺機能低下症における自由水排泄障害は，糸球体濾過値の低下，腎尿細管のヘンレ係蹄での尿希釈障害，集合尿細管での水再吸収亢進などが，その原因として指摘されている．本症例の腎機能については正常であり，ヘンレ係蹄での尿希釈については検討していない．血漿浸透圧が低値であっても血漿バソプレシン濃度は抑制されておらず，水負荷試験においても血漿バソプレシン濃

度の抑制は認めなかったことより，甲状腺機能低下症における自由水排泄障害は，下垂体後葉での抗利尿ホルモン分泌が抑制されなかったことが原因として考えられた．Skowsky ら[3]は，甲状腺機能低下症の 20 名で水負荷試験を施行し，そのうち 15 名は血漿バソプレシン濃度が抑制されず，甲状腺ホルモン補充後には，その異常が改善されていたと報告している．さらに，甲状腺機能低下において，糖質ステロイド産生が抑制されているとの報告[4]がある．糖質ステロイドと抗利尿ホルモンとの関連については，副腎摘出しアルドステロンのみを補充したグルココルチコイド欠損ラットでは，血漿バソプレシン濃度が高値となり，腎尿細管での水輸送体であるアクアポリン -2 発現が亢進し，水負荷後の自由水排泄が低下していたとの報告[5]もある．本症例の甲状腺機能低下症における低 Na 血症の原因については，抗利尿ホルモンの相対的な分泌亢進が主因であり，その一部には糖質ステロイド産生障害が関与していたと推測できる．

■文献

1) Dayrit JC, Cunanan EC, Kho SA. Prevalence of hyponatremia in hypothyroid patients during radioactive ^{131}I ablation for differentiated thyroid cancer: Single institution experience. Endocrinol Metab. 2016; 31: 410-5.

2) Baajafer FS, Hammami MM, Mohamed GE. Prevalence and severity of hyponatremia and hypercreatininemia in short-term uncomplicated hypothyroidism. J Endocrinol Invest. 1999; 22: 35-9.

3) Skowsky WR, Kikuchi TA. The role of vasopressin in the impaired water excretion of myxedema. Am J Med. 1978; 64: 613-21.

4) Gordon GG, Southren AL. Thyroid-hormone effects on steroid-hormone metabolism. NY Acad Med. 1977; 53: 241-59.

5) Wang W, Li C, Summer SN, et al. Molecular analysis of impaired urinary diluting capacity in glucocorticoid deficiency. Am J Physiol Renal Physiol. 2006; 290: F1135-42.

〈米村克彦，山城良真〉

Case 8 副腎皮質機能不全症による低ナトリウム血症

Summary

❶ 間質性肺炎，シックハウス症候群と診断された50歳代の男性がステロイド吸入薬を約3カ月使用して，転居によって症状が改善したために吸入薬を中止したところ，1カ月後に食事摂取が不能となり，低Na血症（血清浸透圧238mOsm/kg・H_2O）の精査で入院.

❷ 尿浸透圧が700mOsm/kg・H_2Oと高値で不適切な抗利尿ホルモン分泌が示唆された. hANPは低値，PRA，PACともに高値で体液量減少が示唆された.

❸ 血漿ACTH，コルチゾール濃度が低値で，CRH負荷試験でもACTHの反応はなく，続発性副腎皮質機能低下と診断. ヒドロコルチゾン15mg/日の補充にて低Na血症，食欲は改善した.

症例提示　50歳代の男性. 自宅の改装後より頭痛，筋肉痛が出現するようになった. 喘鳴を主訴として他病院を受診し間質性肺炎と診断された. 気管支拡張薬と副腎皮質ステロイドの点滴静注，吸入が施行され，経口抗菌薬が処方された. その後，息切れ，喀痰が出現するようになり，胸部CT検査，血液検査でKL-6高値，臨床経過からは間質性肺炎とシックハウス症候群と診断された. 気管支拡張薬，副腎皮質ステロイドの吸入薬が処方されて使用していた. シックハウス症候群と診断されたため，3カ月後に転居し，息切れなどの症状が改善したために気管支拡張薬と副腎皮質ステロイドの吸入薬の使用は中断していた. その1カ月後より徐々に食欲不振，食事摂取が不可能となり，精査・加療を希望して当院を受診した. 検査では白血球増多，C反応性蛋白（CRP）高値，血清Na 116mEq/Lと著明な低Na血症を認めた.

I 水・ナトリウム代謝の異常

8 副腎皮質機能不全症による低ナトリウム血症

症例へのアプローチおよび鑑別法

　低 Na 血症で血清浸透圧は 238mOsm/kg・H$_2$O，尿浸透圧は 700mOsm/kg・H$_2$O と高値であったので，大量飲水や低張輸液の過剰投与で生じる水中毒は否定的であった．尿浸透圧が血清浸透圧より高いことは，血清浸透圧が低値であっても下垂体後葉からの抗利尿ホルモン分泌が行われ，腎への反応が正常であることを示唆している．次に検討すべきは体液量の推定である．つまり，血清浸透圧が低値では抗利尿ホルモンは抑制されるはずであるが，本症例は尿浸透圧が血清浸透圧よりも高値であり，抗利尿ホルモンが分泌されて，腎での水再吸収が亢進（自由水排泄が障害）していることを示唆している．本症例の血漿バソプレシン濃度は 1.5pg/mL と抑制されていなかった．このことは，抗利尿ホルモンが不適切に分泌されているのか，体液量が減少して抗利尿ホルモンの分泌が亢進しているのかのいずれかである．

　体液量の推定は非常に困難である．血管内にのみ存在する物質の濃度で推定する方法がある．血清総蛋白・アルブミン濃度やヘマトクリットが以前の検査成績より上昇していれば体液量減少と考えることができるが，過去の検査成績がない症例では，絶対値からの判断は困難となる．総蛋白・アルブミン濃度やヘマトクリットは蛋白尿や低栄養，出血などの体液量以外の影響を大きく受けるからである．また，起立性低血圧なども体液量減少で認めるが，降圧薬の内服，糖尿病などに認める自律神経障害などでも認めるために判断は困難となる．末梢循環状態を推定する方法として，爪床血流充塡時間（capillary refilling time: CRT）があり，爪床を 5 秒以上圧迫して圧迫解除後に再び赤みを帯びるまでの時間のことであるが，2 秒以上かかるようであれば体液量減少，ショック状態，低体温と推定できるが，末梢循環を判断する指標であり体液量を判断するには経験を要し，体液量減少以外の影響を強く受ける．

　体液量の評価については，我々は hANP（human atrial natriuretic peptide）を利用している．ANP は体液量の影響により心房から分泌される半減期の短いペプチドである．体液量が減少していると思われる尿崩症での hANP は 23.3±8.9pg/mL（12.9〜42.7pg/mL），体液量が増加している抗利尿ホルモン不適切分泌症候群（SIADH）では 92.9±32.0pg/mL（46.4〜144.6pg/mL）との報告[1]がある．本症例の hANP 12.2pg/mL と体液量減少を示唆する検査成績であった．さらに，血漿レニン活性（plasma renin activity: PRA）16.0ng/mL/ 時，血漿アルドステロン濃度（plasma aldosterone concentration: PAC）124pg/mL といずれも高値であり，これらも体液量減少を強く示

唆する検査成績であった．アルドステロン欠損症あるいはアルドステロン不応症においても NaCl 保持ができなく，体液量減少とそれに伴う自由水排泄減少による低 Na 血症をきたすが，この場合には，前者では PRA 高値，PAC 低値を呈し，後者では PRA 低値，PAC は高値を呈する．hANP 高値で体液量増加を伴う低 Na 血症では，SIADH，甲状腺機能低下症，副腎皮質機能不全などを鑑別しなければならない．副腎皮質機能不全で食事摂取低下などを伴う場合には体液量は減少するが，食事摂取低下を伴わない症例では体液量増加を呈して低 Na 血症を呈する．

　以上のことから，本症例の低 Na 血症の発症に関しては，血清浸透圧が低値にもかかわらず，抗利尿ホルモン分泌が抑制されておらず，自由水排泄が障害されていることが示された．抗利尿ホルモン分泌が亢進の一因として，体液量減少が関与していた．

　現病歴に示すように転居後に約 1 カ月間にわたって食事摂取ができておらず，体液量減少の原因となっていたものと推測する．食事摂取ができない原因については内視鏡検査，腹部エコー，腹部・骨盤部 CT にて検索したがいずれにも異常は認めなかった．副腎皮質ステロイド吸入を比較的長期間使用して臨床症状が改善したために，その後，数カ月にわたって吸入薬を中断していたことに注目し，副腎皮質機能不全を疑ったところ，ACTH ≦ 2.0pg/mL，コルチゾール 4.5μg/dL と ACTH- コルチゾール系の分泌不全が疑われた．他の下垂体ホルモンの基礎値は正常範囲内を示していた．CRH（corticotropin-releasing hormone）負荷試験を施行したが，ACTH の上昇は認めず，続発性副腎皮質機能不全と診断した．

治療法はどうする？

　長期間使用していた吸入ステロイド薬の突然の中止が原因なのか，ACTH 単独欠損症を偶然に併発した可能性も考えられたが，その鑑別は不可能であった．吸入ステロイド薬は体内に吸収されないために，続発性副腎皮質機能不全の発症はないと考えられているが，吸入ステロイド薬の長期間使用後に突然中止した場合に発症した報告例もある[2]．関節腔内への非吸収性ステロイド注入により血漿 ACTH 濃度が抑制されていたとの報告例も散見されるが，関節腔内への注入を連日にわたって長期間投与することは一般的にはほとんどないので，続発性副腎皮質機能不全の症例報告はない．続発性副腎皮質機能不全と診断された直後よりヒドロコルチゾン 15mg/ 日の補充を行ったところ，補充 4

日後には食事摂取も回復し血清 Na も 137mEq/L と回復，CRP も陰性化した．

病態の解説

　グルココルチコイド欠乏と水代謝の関係については，グルココルチコイドが抗利尿ホルモンの腎尿細管での水再吸収作用を抑制するとの報告もある[3]．さらに副腎摘出しアルドステロンのみを補充したグルココルチコイド欠損ラットでは，血漿バソプレシン濃度が高値となり，腎尿細管での水輸送体であるアクアポリン -2 発現が亢進し，水負荷後の自由水排泄が低下していたとの報告[4]もある．

　ACTH 単独欠損症は下垂体前葉機能低下の中で ACTH のみの分泌低下を示す疾患であり，比較的稀な疾患と捉えられている．しかし内分泌検査の普及に伴い診断に至る症例が増加している．診断の契機としては全身倦怠感，食欲不振，意識消失など以外にも低血糖発作や低 Na 血症の精査により診断されることも多い．低 Na 血症の出現頻度は 35% との報告[5] もある．本症例を経験した 1 年間で，低 Na 血症を呈した症例において副腎皮質ホルモンを検査して副腎皮質機能不全と診断された症例は本症例を含めて 6 例経験した．そのうち 4 例は ACTH 単独欠損，1 例はアルドステロン分泌が正常であった原発性副腎皮質機能不全であったが，全例とも好酸球増多や高 K 血症は認めなかった．

■文献

1）Kamoi K, Abe T, Kobayashi O, et al. Atrial natriuretic peptide in patients with the syndrome of inappropriate antidiuretic hormone secretion and with diabetes insipidus. J Clin Endocrinol Metab. 1990; 70: 1385-90.

2）Molimard M, Girodet PO, Pollet C, et al. Inhaled corticosteroids and adrenal insufficiency: Prevalence and clinical presentation. Drug Saf. 2008; 31: 769-74.

3）Ufer F, Diederich S, Oedersen EB, et al. Arginine vasopressin-dependent and AVP-independent mechanisms of renal fluid absorption during thirsting despite glucocorticoid-mediated vasopressin suppression. Clin Endocrinol. 2013; 78: 431-7.

4）Wang W, Li C, Summer SN, et al. Molecular analysis of impaired urinary diluting capacity in glucocorticoid deficiency. Am J Physiol Renal Physiol. 2006; 290: F1135-42.

5）厚生省特定疾患間脳下垂体機能障害調査班. 昭和 59 年度総括研究事業報告書. 1984.

〈米村克彦，三輪真史〉

Case 9 くも膜下出血後に低ナトリウム血症が出現

Summary

❶ 中枢神経系疾患, 特にくも膜下出血患者における低ナトリウム (Na) 血症の原因として, 頻度は低いが中枢性塩類喪失症候群 (cerebral salt wasting syndrome: CSWS) がある.

❷ 抗利尿ホルモン (ADH) の過剰分泌や血漿浸透圧低値など, CSWS の検査所見は ADH 不適切分泌症候群 (syndrome of inappropriate secretion of ADH: SIADH) と類似している.

❸ SIADH と異なり, CSWS の病態の本質は脱水であり, 両者を適切に鑑別し, 治療を行うことが重要である.

症例提示

61 歳, 男性 (体重 68 kg). 5 年前より, 高血圧症にて近医内科で降圧薬治療を受けていた. 夜間就寝中に突然, 嘔吐を伴う強い頭痛を呈したため救急搬送された. 頭部CT検査にて, くも膜下出血と診断され, 緊急入院となった. 入院時の採血では, 電解質を含めた一般採血項目に特記すべき異常所見は認めなかった. 入院直後に施行された脳血管造影検査にて脳動脈瘤破裂が確認され, 開頭クリッピング術を施行された. その後は降圧治療や鎮痛などの保存的加療にて, 再出血なく経過していた. 入院 3 日目からは充分量の経口摂取も可能となっていたが, 入院 6 日目に悪心と強い口渇を訴えたため, 採血を施行したところ Na 116mEq/L の低 Na 血症を認めた.

入院 6 日目所見: 体重 66kg, 血圧 122/78mmHg, 脈拍 88 回 / 分, 口腔粘膜乾燥, 皮膚ツルゴール低下, 下腿浮腫なし, 血清 Na 116mEq/L, N 末端プロ脳性ナトリウム利尿ペプチド (NT-proBNP) 188pg/mL, 血清コルチゾール 20.7μg/dL, 甲状腺刺激ホルモン (TSH) 0.89μIU/

I

水・ナトリウム代謝の異常

mL, 遊離サイロキシン（FT4）1.2ng/dL, ADH 2.1pg/mL, 血漿浸透圧 246mOsm/kg・H_2O, 尿浸透圧 555mOsm/kg・H_2O, 尿中 Na 84mEq/L, 心エコーでの下大静脈長径 8mm

症例へのアプローチおよび鑑別法

▶ 1. 低 Na 血症へのアプローチ

　本例の血漿浸透圧は低値であり, その際の低 Na 血症は, ①細胞外液 (extra-cellular fluid: ECF) 減少, ② ECF 正常～軽度増加, ③ ECF 増加に伴うものに分類される[1]. 本例では, 体重減少に加え, 強い口渇感や, 口腔粘膜乾燥・皮膚ツルゴール低下などの脱水を示唆する身体所見を認めた. また, 心エコーにて下大静脈の長径が 8mm と虚脱していたことからも, 細胞外液量の状態は「減少」と判断された.

▶ 2. 低 Na 血症の鑑別

　ECF が減少する低 Na 血症は, 水とそれを上回る塩分の喪失によって生じ, 原因として腎性と腎外性に分けられる. 腎性の疾患として, 腎炎, 低アルドステロン症, 利尿薬, CSWS などがあり, 尿中 Na 濃度は抑制されない (≧ 20mEq/L). 腎外性の疾患としては, 嘔吐, 下痢, 熱傷などがあり, 尿中 Na 濃度は抑制される(＜20mEq/L). 本例では尿中 Na 濃度は抑制されておらず, 腎臓からの水分と塩分の喪失があるものと考えられた.

　甲状腺機能および副腎機能はともに正常, 低血漿浸透圧にも関わらず ADH 値は 2.1pg/mL と相対的高値であること, 高張尿や Na 利尿を認めることなどは SIADH に矛盾しない所見であったが, ECF が減少している点で否定的であった.

　本例の低 Na 血症の原因疾患としては, ECF の減少所見に加え, くも膜下出血後であること, SIADH に類似する検査所見を呈していることより, 前述にあげた鑑別疾患の内, CSWS が最も疑われた.

治療法はどうする？

CSWS の病態の本質は ECF の減少であるため，脱水の補正を行う．等張食塩水の補液を行うことで，脱水に対して反応性に分泌されていた ADH の血中濃度が正常化し，余剰水が排出され，血中 Na 値が是正に向かう．また，経口での塩分摂取も同時に行う．鉱質コルチコイドを CSWS 患者が内服することで，脱水や脳虚血の予防に寄与したという報告があり[2]，補液と塩分摂取にて低 Na 血症の是正が不十分である症例においては同内服も有用であると考えられる．ただし，CSWS は通常 3〜4 週間程で自然軽快するため，長期間にわたる治療は不要である[3]．

前述の通り，検査所見は SIADH に類似しているため，CSWS 患者を SIADH と誤診して飲水制限を施行してしまうと，脱水と低 Na 血症を助長することになってしまうため，治療前の初期診断が重要である．

本例においては，等張食塩水の補液と 10g/ 日以上の塩分摂取にて治療を行ったが，5 日後の採血にても血清 Na 126mEq/L と改善不十分であったため，鉱質コルチコイドであるフルドロコルチゾン 0.1mg/ 日の内服を追加した．その後は緩徐に改善傾向を認め，最終的に血清 Na 135mEq/L まで上昇した．入院 30 日目に退院となったが，退院時は塩分摂取のみで血清 Na 値は保たれている状態であった．

病態の解説

中枢神経系の疾患を発症した患者における低 Na 血症の原因としては，過剰な補液，利尿薬使用，SIADH，CSWS などがあげられる．その内，SIADH と CSWS は，前述の通り検査所見が類似しているが，病態と治療方法が異なるため，治療前の鑑別が重要である．CSWS の原因となる中枢神経系の疾患としては，くも膜下出血が最も多いが，髄膜炎，脳炎，脳腫瘍，脳手術後での報告例もある．

CSWS において，腎性の Na 喪失が起こるメカニズムは明確にはされていないが，2 つの仮説が有力である．1 つは腎近位尿細管への交感神経の入力が障害されることで，ナトリウムの再吸収低下や，レニンとアルドステロンの分泌低下が起こるという機序である．脱水や低 Na 血症に対してアルドステロンが適切に分泌されないことが，病態が遷延する一因になっていると考えられる．2 つ目の仮説は，脳性 Na 利尿ペプチド（brain natriuretic peptide: BNP）

の関与である．中枢神経系疾患の患者において，BNP が過剰に分泌されることで，ナトリウムの再吸収低下やレニン分泌抑制が起こる．実際，10 名のくも膜下出血患者の前向き観察研究において，患者群はコントロール群と比較して有意に血中 BNP 濃度が高値であったという報告がある[4]．

　前述の通り，CSWS はくも膜下出血患者の低 Na 血症において鑑別すべき疾患であるが，実際，くも膜下出血患者の低 Na 血症原因疾患は SIADH 69％に対して CSWS 7％という報告があり[5]，実臨床で遭遇する頻度は必ずしも高くない．その一因としては，通常，急性期のくも膜下出血患者に対しては，等張食塩水を含めた適切な補液がなされている例がほとんどであるためと考えられる．ただし，低頻度ではあるものの CSWS を見逃して適切な治療が行われなければ，低 Na 血症や脱水によって脳血管攣縮が惹起される恐れがあるため，鑑別疾患の 1 つとして常に念頭に置くべき病態である．

■文献

1） 石川三衛. 水代謝異常. 日内会誌. 2006; 95; 814-20.

2） Hasen D, Lindsay KW, Wijdicks EF, et al. Effect of fludrocortisone acetate in patients with subarachnoid hemorrhage. Stroke. 1989; 20; 1156-61.

3） Palmer BF. Hyponatraemia in a neurosurgical patient: syndrome of inappropriate antidiuretic hormone secretion versus cerebral salt wasting. Nephrol Dial Transplant. 2000; 15; 262-8.

4） Berendes E, Walter M, Cullen P, et al. Secretion of brain natriuretic peptide in patients with aneurysmal subarachnoid haemorrhage. Lancet. 1997; 349; 245-9.

5） Sherlock M, O'Sullivan E, Agha A, et al. The incidence and pathophysiology of hyponatraemia after subarachnoid haemorrhage. Clin Endocrinol（Oxf）. 2006; 64; 250-4.

〈柿沢圭亮，沖　隆〉

Case

10 マラソンランナーの低ナトリウム血症

Summary

❶ マラソン，トライアスロン，ウルトラマラソンでは著明な低 Na 血症，脳浮腫，肺水腫をきたして生命に危険が及ぶことがある.

❷ 2002 年のボストンマラソンで情報を得ることが可能であった 488 名のうち，63 名（13%）が≦135mEq/L の低 Na 血症をきたし，そのうち 3 名が≦120mEq/L であった.

❸ 完走後の体重増加，完走時間が 4 時間以上，body-mass-index＜20 が低 Na 血症の危険因子であった.

❹ マラソン中の過剰な飲水（スポーツ飲料も含む）が希釈性低 Na 血症の主因と考えられた.

症例提示

　　　　1983 年 10 月にシカゴ（気温 32℃）でウルトラマラソン（80～100km）が開催され，24 歳と 45 歳のランナーが完走直後に失見当識，昏迷状態におちいった．血清 Na はそれぞれ 123mEq/L，110mEq/L と著明な低 Na 血症を呈していた．高張食塩水投与で血清 Na は正常化して，意識状態は改善した．このレースでは 1.6km 間隔で給水所が設けられており，この 2 名のランナーは給水所ごとに給水を行っており，それぞれ 20L（スポーツ飲料 12L とコーラ 8L）と 24L（スポーツ飲料 7L，コーラ 2L，水 15L）の給水を行っていた．飲用した Na 含有量はそれぞれ 186mEq，110mEq であった．完走時間は 24 歳のランナーは 100km で 8 時間 36 分，45 歳のランナーは 80km で 10 時間 36 分であった[1].

I

水・ナトリウム代謝の異常

低 Na 血症へのアプローチと鑑別法

　　Almond らの報告[2]では，2002 年のボストンマラソンへの参加者 766 名のうち，488 名で完走後に血液検査を得ることができ，低 Na 血症発症の危険因子を分析した．63 名（13％）が血清 Na≦135mEq/L の低 Na 血症を呈しており，そのうちの 3 名が血清 Na≦120mEq/L の著明な低 Na 血症を呈していた．低 Na 血症発症の危険因子として，単変量解析では，完走後の体重増加，3L 以上の飲水，完走時間 4 時間以上，女性，body-mass-index 低値であった．多変量解析では完走後の体重増加はオッズ比 4.2（95％信頼区間 2.2～8.2），完走時間が 3 時間 30 分未満と比較して 4 時間以上はオッズ比 7.4（95％信頼区間 2.9～23.1），body-mass-index が 20 未満は 20～25 のランナーと比較してオッズ比 2.5（95％信頼区間 1.1～5.8）であった．糖や電解質を含まない水の飲用はスポーツ飲料と比較して危険因子とはならなかった．さらに，非ステロイド消炎鎮痛薬（NSAID）の服用も危険因子とはならなかった．

治療法はどうする？

　　Na 量が減少していることから，3～5％の高張食塩水を投与することで喪失した Na 量を補充することである．体液量の増加に対しては，希釈尿が排泄されるのを観察する．低 Na 血症は急速に進行しているので，急速に低 Na 血症を是正することで，急速に進行した低 Na 血症に伴う脳傷害を予防することができる．

病態の解説

　　マラソン完走後に失見当識，昏迷，著明な低 Na 血症をきたし，脳浮腫や肺水腫によって致死状態に陥ることが，マラソンランナーでは稀であるが報告されている．

　　マラソン完走後の体重増加は低 Na 血症発症の危険因子の一つであった．マラソンでは，気温が 20℃で，4 時間で完走したとすると，発汗量は 0.4～0.6L/時間と推定されている．汗の Na 含有量は 50～60mEq/L であり，4 時間の完走では約 2.0～2.4L の水分が喪失し，Na 量は 100～140mEq の喪失となる．食塩に換算すると約 6.0～8.0g が失われることとなる．気温が上昇すれば，発汗量は増加する．気温 25℃では 0.7L/時と増加する．ちなみに，ボストンマ

ラソンは4月第1月曜日に開催されているが，この時期のボストンの気温は10〜20℃であるが，25℃を超えることがある．

体液量も体内塩分量も減少しているときに，まずは口渇が亢進して水を欲する．体液量の減少により下垂体後葉からの抗利尿ホルモン分泌が亢進しており，その状況でレース中の水分補給が多くなれば容易に希釈性低 Na 血症をきたすことが予測できる．マラソンでは発汗によって体液量が失われているので，本来ならば完走後には体重が減少しているはずであるが，低 Na 血症発症に体重増加（大部分のランナーが 2.0kg 以上）が危険因子とあげられていることは，それだけ飲水量が多かったことを示している．

Frizzell らが報告した 2 名[1]は，予想された発汗量よりもかなり多くの飲水を行っており，喪失した Na 量も，発汗量から予測された Na 量よりもかなり少ないことが考えられた．つまり，体内 Na 量は減少して，体液量はかなり増加して，その結果，希釈性の低 Na 血症となっていたことが示唆される．

マラソンランナーにおいて NSAID 服用は低 Na 血症の危険因子であるとの報告[3]もあるが，Almond らの報告[2]では危険因子ではなかった．NSAID はプロスタグランジン産生を阻害することによって，その薬効を発揮する．腎でのプロスタグランジンは集合尿細管での抗利尿ホルモンの作用に拮抗している[4]．そのために，NSAID は，腎でのプロスタグランジン産生を阻害することにより，抗利尿ホルモンの作用を増強させて，水再吸収を亢進させる．さらに，腎でのプロスタグランジン産生抑制はヘンレ係蹄での NaCl 再吸収を促進させ，腎髄質の浸透圧を高めて，集合尿細管での抗利尿ホルモンによる水再吸収を増強させることに関与している[4]．NSAID 服用では水・Na 貯留を促進させて軽度の浮腫や低 Na 血症をきたすことがあるとされている[5]．

運動中の水分，塩分補充にスポーツ飲料が推奨されていることもあるが，市販のスポーツ飲料の塩分は1L あたり1g 程度の食塩しか含まれていない．マラソンのように発汗量がかなり多い競技では，スポーツ飲料で発汗による水分喪失を補えたとしても，1g/L 程度の塩分濃度のスポーツ飲料では，血漿の塩分濃度（約 8.3g/L）と比較して，塩分喪失を補うことは不可能であると思われる．Almond ら[2]の報告では，純粋な水分補給とスポーツ飲料補給では，低 Na 血症発症には有意差がなかったとことは納得できる事実である．

マラソン完走後の脳浮腫，肺水腫の発症については，体液量増加によることでは説明できず，水分に対する血管壁の透過性亢進が関与していると考えられる．マラソンでのエネルギー消費のために，グリコーゲンが欠乏あるいは枯渇することにより筋融解をきたす．それに伴って，全身の炎症反応が促進されて

I

水・ナトリウム代謝の異常

血管での水透過性が亢進すると考えられている.

■文献

1) Frizzell RT, Lang GH, Lowance DC, et al. Hyponatremia and ultramarathon running. JAMA. 1986; 255: 772-4.

2) Almond CSD, Shin AY, Fortescue EB, et al. Hyponatremia among runners in the Boston Marathon. N Engl J Med. 2005; 352: 1550-6.

3) Wharam PC, Speedy DB, Noakes TD, et al. NSAID use in increases the risk of developing hyponatremia during an ironman triathlon. Med Sci Sports Exerc. 2006; 38: 618-22.

4) Fejrs-Toth G, Magyar A, Walter J. Renal response to vasopressin after inhibition of prostaglandin synthesis. Am J Physiol. 1977; 232: F416-23.

5) Raymond KH, Lifschitz MD. Effect of prostaglandins on renal salt and water excretion. Am J Med. 1986; 80: 22-33.

〈米村克彦，江間智映実〉

Case

11 ナトリウム補正中に出現した急激な意識障害

Summary

❶ 痙攣, 意識障害などの神経所見を呈する症候性（急性）低 Na 血症は早急に治療を開始することが必要である. その際, 血清 Na 値が安定するまでは, 6 時間毎に尿・血液検査を行う. 低 Na 血症の補正時に意識障害や四肢麻痺などを認めた場合には, 浸透圧性脱髄症候群（osmotic demyelinating syndrome: ODS）発症を疑う.

❷ 低 Na 血症の治療目標は症状の改善であり, 過剰補正による ODS の発症を避けることが大原則である. リスクが高い症例は, 通常の補正速度より緩徐に行う.

❸ 急激に尿量が増加した場合（100mL/ 時以上）には, 急速な補正が予想されるため Na 濃度の測定と治療の中止を考慮する.

❹ ODS の確立された治療法はなく, 予防が重要である.

I

水・ナトリウム代謝の異常

症例提示

　　54 歳, 男性（体重 51kg）. 元々, 一人暮らしの男性であったが, 最近姿を見なかったことから近隣の住人が自宅を尋ね, 意識がなく倒れていたのを発見され救急搬送された. 来院時（23：00）に救急外来で施行した検査では, 血清 Na 110mEq/L, K 3.1mEq/L, 血清浸透圧は 227mOsm/kg, 尿中 Na 24mEq/L, K 11mEq/L, 尿浸透圧 50mOsm/kg であった. 集中治療室に入院後, 重症の低 Na 血症に対し 3 ％食塩水による補正治療を開始した. 翌日（5：00）には血清 Na 116mEq/L まで上昇し, 意識レベルも徐々に回復し一般病棟に転棟となった. その後, 0.9％生理食塩水で静脈路を確保し原因の検索を行った. 12 時間から 24 時間毎に Na 濃度を測定し管理を行っていた. 入院 5 日目には Na 134mEq/L まで上昇し順調に回復していたが, 入院 7 日目か

JCOPY 498-12380

41

11 ナトリウム補正中に出現した急激な意識障害

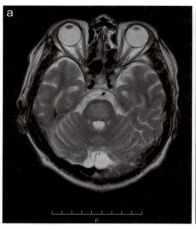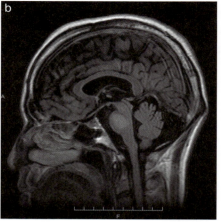

図1 浸透圧性脱髄症候群（osmotic demyelinating syndrome: ODS）のMRI画像所見
〔川崎医科大学 放射線科（画像診断1）教室 山本亮講師，伊藤克能教授より借用〕
a：T2強調横断像，b：FLAIR矢状断像

ら嚥下障害，構音障害，運動失調が出現した．そのため，頭部MRI検査を施行したところ，T2強調画像とFLAIR像で橋に高信号域を認めた（図1）．

症例へのアプローチ

まず血清Na値の異常を認めたら，①体液量の評価，②血清浸透圧の測定，③尿浸透圧の測定，④尿中電解質の測定を行う．高張性低Na血症，偽性低Na血症を除外した後に細胞外液量を評価する．本症例は，救急外来受診時に身長160cm，体重42kgであり，るいそうを認めたが，皮膚ツルゴールの低下や下肢の浮腫もなく，血圧低下や頻脈なども認めず細胞外液量が正常な症候性低張性低Na血症と判断した．意識障害を伴う症候性の低Na血症に対し3％食塩水を使用し，約6時間で6mEq/Lの補正を行い意識レベルは回復した．意識が回復した際の医療面接で，ODSの発症リスクである慢性アルコール依存症であったことが判明した．そこでNa濃度の補正を8mEq/Lを上限として1日4.0～6.0mEq/Lを目標にした．しかし，入院7日目に発症した神経症状は頭

部 MRI 画像から ODS が原因と考えられた.

症例への鑑別法

　低 Na 血症の補正時に意識障害や四肢麻痺などを認めた場合には，ODS の発症を疑う必要がある．頭部 MRI や CT 検査で確定診断を行う．特に MRI は脳幹部の抽出に優れており，T2 強調像で高信号域として認められる．本例でも，頭部 MRI の T2 強調画像で橋に高信号を認めたことから ODS と診断した．低 Na 血症の治療に際し，ODS の危険因子を把握する姿勢が必要である（表1）．本例は来院時の尿浸透圧が 50mOsm/kg と低値であり，アルコール多飲を推察させる（beer potomania）．時に慢性アルコール依存症の患者では，尿浸透圧がやや高めを示す場合もある．溶質摂取が少ないだけでなく，嘔吐や下痢などによる体液量の低下のため非浸透圧刺激により ADH が分泌されることで尿浸透圧が高値を示し，自由水の吸収により低 Na 血症が増悪する．その際，体液量の補正により ADH 分泌が抑制され自由水の排出増加により，急激にNa 濃度は上昇するため注意深くモニタリングを行う．ODS は Na 濃度の補正開始 3～15 日後に遅れて発症することもあり注意が必要である．

表 1 ODS を生じやすい低 Na 血症

高齢者
低栄養状態
アルコール多飲
肝疾患
女性
サイアザイド系利尿薬服用時
低 K 血症

治療法，予防法はどうする？

　いったん発症すると致死的になる重篤な疾患で，有効な治療法はいまだ存在しない．

　ODS を生じるような過度の Na 濃度の補正は，特に急激に低張尿の増加時（100mL/ 時以上）にみられる．その際は，低 Na 血症の治療を中止することを考慮する．加えて，尿量と体液量を評価しつつ 10mL/kg/ 時程度で自由水（5%ブドウ糖液）を投与する．それでも Na 濃度上昇が継続する場合は，

DDAVP 投与を行う．これらの治療により脳の脱髄性障害を防ぐことが可能であった症例も報告されている[1]．

病態の解説

　ODS は急激な浸透圧上昇により脳血流関門が破綻し，生じた浮腫による局所的な循環障害と内皮細胞から放出された myelinotoxic factor が原因で発症すると考えられている．画像検査としては MRI T2 強調画像で橋中心部に局在した対称性の高信号を認めることが特徴である．発症すると予後が非常に悪いため，ODS を起こさない予防が重要である．

　ODS 発症予防のための Na 濃度の補正時は，最初の治療開始 24 時間では 5mEq/L，上限は 10mEq/L までの上昇を目標とする．それ以後も血清 Na 130mEq/L までは 24 時間毎に 8mEq/L の上昇を目標とする[2]．ODS リスクがある場合は，さらなる緩徐な補正（上限 8mEq/L）を行う．急激に低張尿が増加した場合（100mL/時以上）には，急速な Na の補正が予想される．低 Na 血症の治療中止することを考慮する．低 K 血症を併発し，その補正が必要となる場合，カリウム投与は張度を高め血清 Na 濃度を上昇させるので注意する[3,4]．治療により症状が回復しても 6 時間毎の尿・血液検査を行う．

　動物実験においてはグルココルチコイド，NOS 阻害薬，PG 合成酵素阻害薬，H_2 拮抗薬の予防投与が脳血流関門破綻を予防するとの報告もある．治療法としてステロイドパルス療法や免疫グロブリン療法などが報告されている．しかし，いずれも確立された治療法ではない．

■文献

1) Mount DB, Krahn TA. Hyponatremia: case vignettes. Semin Nephrol. 2009; 29: 300-17.

2) Spasovski G, Vanholder R, Allolio B, et al. Clinical practice guidelines on diagnosis and treatment of hyponatremia. Nephrol Dial Transplant. 2014; 29 (suppl 2), pp.ii1-ii39.

3) Verbalis JG, Goldsmith SR, Greenberg A, et al. Diagnosis, evaluation, and treatment of hyponatremia; expert panel recommendations. Am J Med. 2013; 126 (10 Suppl 1): S1-42.

4) Adrogué HJ, Madias NE. Hyponatremia. N Engl J Med. 2000; 342: 1581-9.

〈依光大祐，佐々木 環〉

Case 12 トルバプタン治療中の高ナトリウム血症

Summary

❶ 高 Na 血症は，①尿細管での水再吸収障害（ADH の分泌・作用が低下）と②口渇を感じない，または飲水できない時に生じる．高 Na 血症の治療の第一は原因の除去・軽減である．

❷ トルバプタンの作用機序を理解し，副作用のひとつに高 Na 血症があることに留意する．

❸ トルバプタン服用中は体重，飲水量の測定を指導し，1 カ月に 1 回は Na 濃度を確認する．

❹ トルバプタン処方中に高 Na 血症を認めた場合は，減量または中止を考慮する．

症例提示

　40 歳，男性．30 歳時に健康診断で施行した腹部超音波検査で多発性嚢胞腎と診断された．以降 6 カ月毎に腹部 MRI 検査を行い，経過観察を行っていた．腎臓は徐々に増大し，40 歳時に，両側腎容積 2118.5mL，年間増大率 12.2%/ 年であった．そのため，トルバプタンの適応であると判断し，指定難病を申請したうえで，トルバプタン開始目的で入院となった．

　入院後，CYP3A4 を阻害する薬剤の内服がないことを確認し（表 1），トルバプタンの有効性および危険性を患者に十分に説明し，文書で同意を得て，トルバプタン 1 日 60mg（朝 45mg，夕 15mg）を開始した．内服前の血清クレアチニン(SCr) 値は 1.17mg/dL，eGFR 56.7mL/min，Na 143mEq/L，血清浸透圧 294mOsm/L，尿中 Na 92mEq/L，尿中浸透圧 417mOsm/L で，内服 4 時間後の SCr 値 1.41mL/min，GFR 46.2mL/min，Na 144mEq/L，血清浸透圧 296mOsm/L，尿中 Na

23mEq/L, 尿中浸透圧 86mOsm/L であった. 入院中は体重, 尿量および飲水量測定を行い, 1日あたりの尿量は 5,000～6,000mL であった. 退院時の血清 Na 濃度は 144mEq/L で, 高 Na 血症を認めなかった. 口渇などが認められた場合には, いつもより多めに水分補給をすること, 就寝前にはコップ1～2杯分の水分を余分に摂取し, また, 夜間の排尿ごとに飲水を行うように指導し, 2泊3日で退院した.

トルバプタン内服 15 日目の定期受診では, 血清 Na 値は 148mEq/L まで上昇していた. 尿量は 6,000～8,000mL/ 日, 飲水量は 7,000～8,000mL/ 日で, 体重は 2kg 程度減少していた. 高 Na 血症に起因する症状は認めなかった.

表1 トルバプタンとの併用注意薬（CYP3A4 を阻害する薬剤と阻害強度）

強い阻害: トルバプタンの AUC が 5 倍以上に上昇	
抗 C 型肝炎ウイルス薬	テラプレビル
抗真菌薬	イトラコナゾール ケトコナゾール ボリコナゾール
抗菌薬	エリスロマイシン クラリスロマイシン
中等度の阻害: トルバプタンの AUC が 2 倍以上 5 倍未満に上昇	
循環器用薬剤	ジルチアゼム ベラパミル
抗真菌薬	フルコナゾール ミコナゾール
抗菌薬	シプロフロキサシン
自律神経調整薬	トフィソパム
抗パーキンソン薬	イストラデフィリン
免疫抑制薬	シクロスポリン
制吐薬	アプレピタント

症例へのアプローチ

▶1. 高Na血症へのアプローチ（図1）

　　血清Na濃度が高くなると，血漿浸透圧が上昇し280mOsm/kgから抗利尿ホルモン（antidiuretic hormone：ADH）が分泌され，295mOsm/kg以上で口渇が生じ浸透圧を正常化する反応が起こる．したがって，高Na血症は，①尿細管での水再吸収障害（ADHの分泌・作用が低下）と②口渇を感じない，または飲水できない状態で生じる．これ以外に，医原性に高Na輸液や過剰のK補充のため，自由水の不足が腎の尿最大濃縮力を超えると生じる．

　　高Na血症のアプローチは，低Na血症と同様に細胞外液量を推定することから始まる．本例では，2kg程度の体重減少を認めており，細胞外液量の減少が推測された．細胞外液量の減少は細胞内液の移動により補充され，細胞外液量とともに細胞内液量も減少するために口渇が主症状となる．自由に飲水可能な状態での高Na血症の原因は，尿量減少，尿浸透圧800mOsm/kg以上であれば消化管・皮膚または腎からの水分喪失と診断できる．300mOsm/kg未満は尿崩症と推察できる．トルバプタンは下垂体後葉から分泌されるADHの作

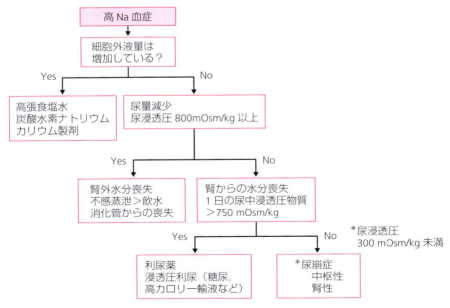

図1 高Na血症の鑑別診断のアルゴリズム

用を阻害することによって，アクアポリン−2を介した水の再吸収を抑制し，水利尿を発揮する薬剤である．すなわち，腎性尿崩症と同じ病態となる．電解質への影響が少ないとされているが，水利尿が起これば当然血清Na値は上昇する．それに応じた飲水が行われなければ容易に高Na血症をきたしうる薬剤であるといえる．本例では，十分飲水ができていないため高Na血症を呈したと考えることが妥当である．

治療法はどうする？

▶1. 治療の原則

治療の第一は原因の除去・軽減である．

▶2. 症候性か無症候性か，急性か慢性か

高Na血症による症状は，血漿浸透圧の上昇によって，水が細胞内から細胞外へ移動し，脳細胞の細胞内液量が減少することによって生じる．主に，いらいら感，混迷，傾眠傾向を認める．さらに高度になると，錯乱，痙攣，昏睡などの神経症状をきたす．症候性であれば，早急な治療が必要である．基本的に，症状の改善が得られるまでNa濃度を低下させるが，1～2mEq/L/時の低下を目標とし，かつ，12mEq/Lの低下が1日の最大許容量である．急性であれば，早急な治療も安全であるが，慢性（発症から2日以上）の場合には，脳細胞も代償性に高張になっている可能性があるため，急速な是正は脳浮腫に至るリスクが高い．発症からの期間同定が難しい場合は基本的に慢性として扱う．慢性が疑われる場合は，症候性であれば1～2mEq/L/時，症状がなければ1mEq/L/時以下での是正を目標とする．ある輸液剤1L投与によるNa濃度の変化は，「輸液中の（Na＋K）濃度−血清Na濃度)/(体液量＋1)」で計算できる．

▶3. 治療の方法

経口による投与ができない場合，経静脈的に補充を行う．基本的には5％ブドウ糖液を用いる．細胞外液量が過剰な場合，フロセミドなど利尿薬を使用して，尿中Na，Kを排泄させながら，5％ブドウ糖液を投与する．ADH作用不全にはDDAVPなどのADHアナログを用いる．

▶4. 本症の場合

トルバプタン投与中に正常域を超える血清Na濃度の上昇がみられた場合に

は，直ちに投与を中止し，症状に応じて，輸液を含めた水分補給などの適切な処置が必要である．本症は細胞外液量が低下していたが，バイタルサインが安定しており，まず，トルバプタンを1日60mgから30mg（朝22.5mg，夕7.5mg）に減量し，飲水を励行した．血行動態が不安定な場合，等張液による体液量の補充を優先する．その結果，トルバプタン開始30日目の定期受診では血清Na値は143mEq/Lに改善していた．トルバプタン治療中は，定期的なNa濃度の測定に加え，1日飲水量，体重を適切にモニタリングすることが重要である．

病態の解説

トルバプタンはV2受容体拮抗薬で，ADHの作用を阻害し，水利尿を発揮する初めての「水利尿薬」である．2014年，「腎容積がすでに増大しており，かつ，腎容積の増大速度が速い常染色体優性多発性嚢胞腎（autosomal dominant polycystic kidney disease：ADPKD）の進行抑制」の効果・効能が追加承認された．急激な血清Na濃度の上昇による浸透圧性脱髄症候群をきたすおそれがあるため，入院下で投与を開始することが求められている．また，CYP3A4を阻害する薬剤による薬物濃度の上昇の注意と，投与開始日には血清Na濃度の頻回測定が求められ，24時間以内に12mEq/Lを超える上昇がみられた場合には本剤中止が推奨されている．口渇を感じない場合，水分摂取が困難な場合，高Na血症，妊婦または妊娠している可能性のある女性への投与は禁忌である．

ADPKDに対するトルバプタン投与による高Na血症の頻度は，さまざまな報告がある．TEMPO試験（トルバプタンが多発性嚢胞腎に有効かどうか検討した国際臨床試験）では，トルバプタン群で2.8%高Na血症を認めたと報告されている[1]が，日本のみのデータではない．トルバプタン使用成績調査の中間集計では，高Na血症の頻度は3.54%である[2]．うっ血性心不全に対するトルバプタン投与による高Na血症については，危険因子として，トルバプタン開始量が15mg/日，トルバプタン開始前の血清Na値が142mEq/L以上，血清K値が3.8mEq/L未満と報告している[3]．また，うっ血性心不全および肝硬変に対するトルバプタン投与による高Na血症についてまとめた報告[4]では，早期発症（7日以内）高Na血症の危険因子は，血清Na 140mEq/L以上，初期投与量が7.5mg以上，BUN/Cr 20以上であった．晩期発症（7日以上）高Na血症の危険因子は，平均投与量が7.5mg以上，年齢75歳以上であった．

ADPKDに対するトルバプタン投与による高Na血症の危険因子については，これまでに報告はない．CKD ステージ毎に ADPKD に対するトルバプタン投与の効果および副作用について検討した解析では，口渇，多尿，夜間尿は CKD のステージによって差がないが，高 Na 血症（Na 150mEq/L 以上）は CKD 3 で有意に多いと報告されている[5]．他の適応疾患と比較するとトルバプタン投与量が多いことからも，定期的な血液検査による経過観察，早期に高 Na 血症に気づくことが重要である．また，高 Na 血症を認めた場合には，トルバプタンの減量・中止，必要に応じて 5%ブドウ糖液の輸液投与を行うことが肝要である．

■文献

1) Torres VE, Chapman AB, Devuyst O, et al. Tolvaptan in patients with autosomal dominant polycystic kidney disease. N Eng J Med. 2012; 367: 2407-18.

2) サムスカ使用成績調査［全例調査］

3) Kinugawa K, Sato N, Inomata T, et al. Efficacy and safety of tolvaptan in heart failure patients with volume overload. Circ J. 2014; 78: 844-52.

4) Hirai K, Shimomura T, Moriwaki H, et al. Risk factors for hypernatremia in patients with short- and long-term tolvaptan treatment Eur J Clin Pharmacol. 2016; 72: 1177-83.

5) Torres VE, Higashihara E, Devuyst O, et al. Effect of tolvaptan in autosomal dominant polycystic kidney disease by CKD stage: Results from the TEMPO 3:4 Trial. Clin J Am Soc Nephrol. 2016; 11: 803-11.

〈庵谷千恵子，佐々木 環〉

Case

13 高度の高血糖に伴うナトリウム異常

Summary

❶ 著明な高血糖状態では希釈性低 Na 血症をきたすことを認識する.

❷ 血糖値が 100mg/dL 増加すると, 平均的に血清 Na 値は 2.4mEq/L 低下する.

❸ 脱水が高度になれば, 高 Na 血症をきたす場合もある.

❹ Na 補充治療は不要の場合が多いが, 意識障害などがあれば補正も検討する. Na 補正は緩除に施行するのが原則である.

症例提示 60歳の男性. 40歳より検診で高血糖を指摘されるも放置していた. 48歳時に右膝蓋骨骨折で当院入院し糖尿病治療が開始となった. X年7月中旬より倦怠感が出現し食事摂取量が低下, 清涼飲料水や果物中心の食生活となった. 倦怠感が持続するため7月24日に近医を受診し高血糖 (BS 910mg/dL), 低 Na 血症 (121mEq/L), 高 K 血症 (6.3mEq/L) が判明し, 精査治療目的に当院に紹介入院となった. 来院時意識清明でバイタル安定し嘔気や嘔吐, 頭痛は認めない. 皮膚ツルゴール低下, 舌乾燥所見を認めた. 身長160cm, 体重75kg, BMI 29.3, この2週間で5kgの体重減少があった. 受診時, HbA1c 17.0%, 血糖値 (血漿中グルコース値) 965mg/dL, 静脈血での血液ガス分析で pH 7.377, PCO_2 41.8, PO_2 33.4, HCO_3^- 24.0mEq/L, K 5.8mEq/L, Na 124mEq/L (血清浸透圧315mOsm/L), 生化学検査にて BUN 53mg/dL, Cr 1.98mg/dL, UA 8.9mg/dL, Na 121mEq/L, K 5.5mEq/L, TG 235mg/dL, 血中ケトン体の上昇を認めた. 3-ヒドロキシ酪酸 (3-OHBA) 1,461μmol/L, アセト酢酸 (AcAc) が451μmol/L とケトーシスを認めた. 明らかな感染源や虚血病変指摘されず, 血糖電解質の慎重なコントロール目的に ICU に入室とした.

I

水・ナトリウム代謝の異常

症例へのアプローチおよび鑑別法

▶1. 低Na血症へのアプローチ

　まず，当症例の特徴として，HbA1c 17％，血糖値 965mg/dL と著明な高血糖状態であることがあげられる．元々の2型糖尿病に清涼飲料水の過剰摂取が加わったことで高血糖をきたしたと考えられる．抗 GAD（glutamic acid decarboxylase）抗体は陰性であり，1型糖尿病は否定的であった．また内因性インスリン分泌能は保持されていた．この場合の低 Na 血症に対しては，まず，血漿浸透圧を確認する．当患者の血漿浸透圧値は 315mOsm/L であり，高浸透圧性である．高浸透圧性低 Na 血症は，Na 以外の浸透圧活性物質（ブドウ糖，マンニトール，グリセオールなど）が細胞外液に存在し，浸透圧差により細胞内から細胞外へ水が移動し，希釈性低 Na 血症を生じる．マンニトールやグリセオールによる低 Na 血症では浸透圧ギャップを生じるが，高血糖が原因の場合には浸透圧ギャップは生じない．

▶2. 低Na血症の鑑別

　図1に示す通り，当症例は高浸透圧性低 Na 血症であるため，希釈性の低 Na

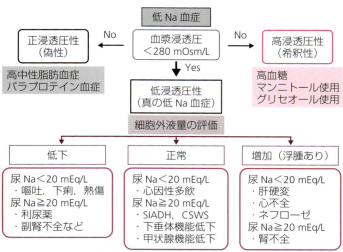

SIADH：syndrome of inappropriate secretion of antidiuretic hormone
CSWS：cerebral salt wasting syndrome

図1 低 Na 血症の鑑別アルゴリズム

血症を考えるべきである。診断は比較的容易であり，高血糖に伴う，希釈性低 Na 血症である。また，厳密には血漿浸透圧が 320mOsm/L を超えていないため，高血糖高浸透圧症候群（hyperosmolar hyperglycemic syndrome：HHS）とはいえないが，ケトーシスのみでアシドーシスは存在せず，HHS 類似の状態と診断した。

治療法はどうする？

当症例では低 Na 血症に伴う臨床症状はなく，特別な Na 補充はせずに通常の脱水補正および高血糖に対する治療，すなわち生理食塩液（3.5L/24 時）の大量補液と速効型インスリンを使用した持続インスリン静注で対応可能であった。また，高 K 血症に対しても，補液とインスリン使用で通常低下するため，一般的な高 K 血症に対しての治療は不要であった。ただし，インスリン使用により細胞内への K シフトが起き，血糖値が 300mg/dL 前後からは，逆に低 K 血症を呈するため，K 補充が必要である。

病態の解説

血糖管理不良の糖尿病症例，特に糖尿病性ケトアシドーシス（diabetic ketoacidosis：DKA）や HHS など，著明な高血糖状態では，電解質異常をきたすことが知られている。一方，低 Na 血症は血清 Na 濃度が 135mEq/L 未満と定義され，臨床上で最も多くみられる電解質異常である。著明な高血糖時にみられる血清 Na 異常は，高血糖の程度，および脱水の重症度により，高 Na 血症〜低 Na 血症のいずれも可能性がある。通常は脱水状態が高度になれば高 Na 血症の頻度が高まると考えられる。当症例は嘔吐がなく，脱水は比較的軽症であり，この場合は低 Na 血症を呈する。表 1 に DKA と HHS の特徴を示すが，一般的に HHS のほうが，高血糖の程度が激しく，脱水は高度であり，高齢者の 2 型糖尿病症例が多い。また，HHS では脱水が高度であることから，表 2 に示すように DKA と比較して，高 Na 血症を呈する頻度が高い[1]。HHS の診断には血漿浸透圧 320mOsm/L 以上であることが必要であるが，検査値のみでは明確に区別できない場合も多く，当症例も典型的 HHS とは診断できなかった。

従来，血糖値の 100mg/dL の上昇に伴い，Na 値は 1.6mEq/L 低下するとされていた[2]。これは，高血糖に伴う細胞内から血管内への自由水移動，すな

13 高度の高血糖に伴うナトリウム異常

表1 HHS（hyperosmolar hyperglycemic syndrome）と
DKA（diabetic ketoacidosis）

	高血糖高浸透圧症候群（HHS）	糖尿病ケトアシドーシス（DKA）
血糖値	著明高値（600mg/dL↑）	高値
アシドーシス	なし〜極軽度	代謝性アシドーシス（高度）
ケトーシス	軽度	高度（3ヒドロキシ酪酸の増加）
好発年齢	高齢者に多い	若年〜中年
死亡率	5〜20%	1〜5%
インスリン分泌不全	相対的	絶対的（高度）
脱水/意識障害	高度/有	軽度〜中等度/有
血漿浸透圧	320mOsm/L以上	320mOsm/L未満
誘因	薬剤　高カロリー輸液　感染	インスリン中止　感染

表2 HHSとDKAの診断時検査値の比較（Kitabchi AE, et al. Diabetes Care. 2009; 32: 1335-43[1] より，一部改変）

	HHS	DKA
血糖値（mg/dL）	930 ± 83	616 ± 36
血清Na値（mEq/L）	149 ± 3.2	134 ± 1.0
血清K値（mEq/L）	3.9 ± 0.2	4.5 ± 0.1
BUN（mg/dL）	61 ± 11	32 ± 3.0
S-creatinine（mg/dL）	1.4 ± 0.1	1.1 ± 0.1
pH	7.3 ± 0.03	7.12 ± 0.04
Bicarbonate（mmol/L）	18 ± 1.4	9.4 ± 1.4

わち細胞内外の浸透圧較差による希釈によるものであり，実際のNa欠乏によるものではない．これは理論値に基づくものであるが，1970年初期の発表以降の検証がないまま，臨床現場で広く使用されていた．このため，1999年にHillerらが6例と少数例であるが，高血糖負荷による実証を行った[3]．高血糖時でのNa補正式は図2に示す通り，

　補正血清Na値

　　＝実測Na値＋2.4（係数）×｛血糖値（mg/dL）−100mg/dL｝÷100

であるが，血糖値400mg/dL未満では1.6の係数がよくあてはまり，400mg/

$$補正血清 Na 値 = 実測 Na 値 + 2.4 \times \frac{[血糖値(mg/dL) - 100(mg/dL)]}{100}$$

血糖値 400 mg/dL 未満

$$補正血清 Na 値 = 実測 Na 値 + 1.6 \times \frac{[血糖値(mg/dL) - 100(mg/dL)]}{100}$$

血糖値 400 mg/dL 未満

$$補正血清 Na 値 = 実測 Na 値 + 4.0 \times \frac{[血糖値(mg/dL) - 100(mg/dL)]}{100}$$

図2 高血糖と血清 Na 値との関連

dL 以上の高血糖では 4.0 となり，全体的には 2.4 とすべきであると提唱された．ただし，この報告は非肥満の正常耐糖能者への短時間の介入実験であり，当症例のような著明な高血糖状態での再現性が担保されるものではなく，あくまでも予測式と認識すべきである．また，嘔吐や下痢での電解質喪失なども加われば，病態はより複雑になるため，個々の症例毎に慎重に対処すべきである．

　また，よく混同されるが，偽性低 Na 血症は図 1 に示す通り，著明な高中性脂肪血症や骨髄腫などにみられるパラプロテイン血症時に認められる．これは Na の測定系の違いによるものであり，希釈性低 Na 血症と誤解してはならない．多くの生化学自動分析装置は検体を希釈したのち測定する間接法を採用している．間接法では血清中の不溶性の蛋白，中性脂肪が異常高値の場合は相対的な Na 低値となる．血液ガス分析装置では検体希釈のない直接法が測定原理であり，真値となるため判断に迷えば，血液ガス分析装置にての再検査が勧められる．

　診断・治療に関しては 2014 年に発表の欧州内分泌学会，欧州腎臓学会・透析移植学会，欧州集中治療学会の合同で作成された「成人低 Na 血症の診療ガイドライン」[4] によれば，低 Na 血症は表 3 に示すように重症度分類される．治療開始は，臨床症状の有無がきわめて重要である（表 3）．ただし，これらの症状は，著明な高血糖時やケトアシドーシス時にも共通するものであり注意が必要である．治療の原則は，急速な Na 補正は禁忌と考えることであり，補正治療開始後 24 時間の Na 値上昇を 6mEq/L にとどめることが重要である．これは，高 Na 血症からの補正にも共通していえることであり，不可逆的な脳の浸透圧性脱髄症候群（osmotic demyelination syndrome）を予防する観点か

表3 低 Na 血症の重症度分類と治療開始を考慮する臨床症状

	血清 Na 値
軽症	130～135mmol/L
中等症	125～129mmol/L
重症	＜125mmol/L

重症度	症状
中等症	嘔吐を伴わない嘔気 意識障害 頭痛
重症	嘔吐 循環呼吸不全 傾眠 昏睡（GCS 8 以下）

表4 重篤な神経障害を伴う低 Na 血症の治療の原則 (Spasovski G, et al. Eur J Endocinol. 2014; 170: G1-47[4]) より)

初期24時間の治療
- 3％高張食塩液 150mL を 20 分かけて投与
- 20 分後に採血し Na 値をチェック
- Na が 5mEq/L 上昇するまで上記繰り返す

初期治療後に血清 Na 値が 5mEq/L 上昇し，症状が改善した場合
- 高張食塩液の点滴は中止し，生理食塩液でルート確保
- 補正開始後 24 時間以内の血清 Na 値は 10mEq/L までの上昇とし，130mEq/L を目標値とする

初期治療後に血清 Na 濃度が 5 mEq/L 上昇しても症状改善がない場合
- 3％高張食塩液 を持続点滴静注し，血清 Na 濃度が 1 mEq/L/ 時で上昇するようにし，4 時間毎に血清 Na 濃度を測定
- 症状の消失や，血清 Na 濃度の上昇が 10 mEq/L に到達，血清 Na 濃度 130 mEq/L を達成ならば 3％高張食塩液の投与を中止

らきわめて重要である．低 Na 血症に対する補正の具体的な方法は他稿に譲るが，表4に示す通り，重症例に対しては 3％高張食塩液 150mL を 20 分かけて投与する．20 分後に採血し Na 値をチェックし，Na が 5mEq/L 上昇するまで上記を繰り返す方法が推奨される．

　一方，高 Na 血症の場合も，急激な補正はせず，2～3mEq/L/ 時での補正を限度とする．高 Na 血症が重症な場合の補正液は 1/2 生食あるいは 5％ブドウ

糖液を使用する.

■**文献**

1) Kitabchi AE, Umpierrez GE, Miles JM, et al. Hyperglycemic crises in adult patients with diabetes. Diabetes Care. 2009; 32: 1335-43.

2) Kalz MA. Hyperglycemia-induced hyponatremia-caluculation of expected serum sodium depression. N Engl J Med. 1973; 289, 843-4.

3) Hillier TA, Abbott RD, Barrett EJ. Hyponatremia: evaluating the correction factor for hyperglycemia. Am J Med. 1999; 106: 399-403.

4) Spasovski G, Vanholder R, Allolio B, et al. Hyponatraemia Guideline Development Group: Clinical practice guideline on diagnosis and treatment of hyponatremia. Eur J Endocinol. 2014; 170: G1-47.

〈亀井信二，佐々木 環〉

I

水・ナトリウム代謝の異常

Case

1 若年者にみられる低カリウム血症

Summary

❶ 若年者にみられる低カリウム血症には Bartter 症候群，Gitelman 症候群，原発性アルドステロン症のほか，稀な先天性疾患が含まれる．

❷ 似た病態を示す疾患として偽性 Bartter 症候群があり，詳細な病歴聴取，身体診察で鑑別する必要がある．

❸ Gitelman 症候群に特徴的な検査結果は，低マグネシウム血症，尿中カルシウム排泄量の低下であり，多くは Bartter 症候群と鑑別できるが，Bartter 症候群の一部では Gitelman 症候群の特徴を併せ持つことが明らかとなっている．

❹ Gitelman 症候群，Bartter 症候群の治療は血清カリウム濃度の補正であり，Gitelman症候群では血清マグネシウム濃度の補正も加えて行う．

II

カリウム代謝の異常

症例提示

22 歳，男性．既往歴・常用薬はない．1 週間前に下痢症状を認めた．その後数日前より足のつり，筋力低下を認め歩行困難となり入院となった．

【身体所見】 身長 177cm，体重 65 kg．

バイタルサイン：体温 36.6℃，血圧 113/64mmHg，脈拍数 65 回・整，呼吸数は 16/ 分．

身体診察では皮膚の乾燥はなく，爪床血流充填時間（CRT: capillary refilling time）は正常であった．甲状腺腫大はなく，リンパ節は触知せず，胸腹部に異常所見は認めなかった．四肢末端では徒手筋力テスト 3/5 と低下を認めたが，左右差はなく，異常な反射は認めなかった．

【検査所見】 （血液検査）Hb 16.4g/dL, Ht 46.9%, Plt 36.8万 / μL, WBC 8,100/μL, TP 7.2g/dL, Alb 4.5g/dL, Na 137mEq/L, K

JCOPY 498-12380

59

2.9mEq/L, Cl 96mEq/L, Ca 9.0mg/dL, IP 1.6mg/dL, Mg 1.5mg/
dL, BUN 16.1mg/dL, Cr 0.9mg/dL, UA 5.2mg/dL, AST 20IU/L,
ALT 27IU/L, LDH 159IU/L, CK 71IU/L, CRP 0.13mg/dL, 血糖
156mg/dL, PRA 34ng/mL/ 時（0.2〜2.7）, アルドステロン 165ng/
dL（30〜159）, コルチゾール 14.4μg/dL（5.0〜15.0）

（動脈血液ガス, 室内気）pH 7.513, PCO_2 49.8mmHg, PO_2
95mmHg, HCO_3 26.8mmol/L

（尿検査）pH 7.0, 比重 1.010, 蛋白（−）, 潜血（−）, 尿沈渣: 赤血
球なし, 円柱なし, 尿生化学: Na 137mEq/L, K 25.3mEq/L, Cl
140mEq/L, Cr 60.0mg/dL, Ca 0.3mg/dL, NAG 8.6 U/L, $β_2$ ミ
クログロブリン 2,705μg/L

症例へのアプローチおよび鑑別法

▶1. 低カリウム血症へのアプローチ

　低カリウム血症へのファーストアプローチは, 細胞内シフトによる一過性の
低 K 血症を除外し, 次に, カリウム欠乏の原因が腎性喪失か腎外性喪失かを尿
中カリウム排泄により判断することである（図1）. 腎性低 K 血症であれば, 血
圧と血液ガス, 血清マグネシウムを測定し, 鑑別してゆく. 本例では血圧は
113/64mmHg, 血液ガス所見は pH 7.513, HCO_3 26.8mmol/L と代謝性ア
ルカローシスの所見を認めた. 血清マグネシウムは1.5mg/dLと低値であった.

▶2. 低カリウム血症の鑑別

　入院時, 尿中カリウムは 25.3mEq/L で FE_K は 13.1％と腎臓からのカリウ
ム喪失をきたし, 血清レニン 34ng/mL/ 時, 血清アルドステロンは165pg/mL
と高レニン高アルドステロンであった. また尿中カルシウム0.3mg/dLと低値,
尿中クロール 140mEq/L であった.

　腎臓からのカリウム喪失の場合, まず高血圧の有無をみる. 高血圧がある場
合は原発性あるいは二次性のアルドステロン亢進症などを疑う. より稀な疾患
として Cushing 症候群, 先天性副腎皮質過形成, Liddle 症候群などがあげら
れる. 一方, 高血圧がない場合は, 代謝性アシドーシスや代謝性アルカローシ

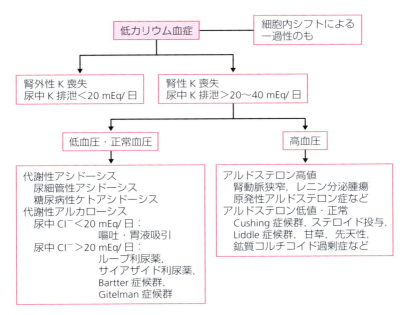

図1 低カリウム血症の診断

スの有無をみる．代謝性アシドーシスがあれば尿細管性アシドーシス（RTA）1型を，代謝性アルカローシスがある場合は嘔吐，広義のBartter症候群などを疑う．

すなわち，代謝性アルカローシスを示し，血圧が正常〜低血圧の場合，低カリウム血症の鑑別として利尿薬の使用，先行する嘔吐，Bartter症候群，Gitelman症候群などがあがる．しかし本例では利尿薬の使用がなく，低クロール尿症を示す摂食障害などの繰り返す嘔吐を認めなかった．低Mg血症，低Ca尿症を認め，成人発症であることから"Gitelman症候群"が疑われた．

遺伝子診断を行ったところ遠位尿細管の管腔側膜に発現するサイアザイド感受性NCCTをコードする*SLC12A3*遺伝子の変異を認めた．

成人の低カリウム血症では利尿薬乱用による偽性Bartter症候群，習慣性嘔吐の鑑別が必要である．Bartter症候群のうちClチャネル（ClC-Kb）異常による3型では，時にGitelman症候群と類似の所見を呈し，発症年齢も新生児以後の小児期〜若年のこともある．

嘔吐の鑑別診断には尿中クロール濃度が有用であり，尿中クロール濃度は通常20〜25mEq/L以下となる．一方，Bartter症候群，Gitelman症候群では，

常に尿中クロール濃度は高く，通常 40mEq/L 以上となる．Bartter 症候群と
フロセミド乱用の区別は必ずしも容易ではないが頻回に尿中のクロール濃度を
測定すると，フロセミドを服用していないときはクロール濃度が低いことで疑
うことができる．

治療法はどうする？

　Gitelman 症候群と診断し，塩化カリウム（スローケー®）1,200mg/ 日の内
服を開始した．血清カリウムは 3.1mEq/L まで改善し，足のつり，筋力低下は
軽快した．併せてスピロノラクトン 50mg/ 日の内服を開始し，血清 K 濃度は
3.0～3.5mEq/L 程度，足のつりも認めず経過している．

病態の解説　～Bartter 症候群と Gitelman 症候群について

▶1.　疾患概念

　1962 年に Bartter らが低カリウム血症と代謝性アルカローシスを主症状と
する症例を報告し，その類似疾患として 1966 年に Gitelman らにより初めて

表 1 Bartter 症候群（BS）と Gitelman 症候群の鑑別診断
（野津寛大. 日腎会誌. 2011; 53: 163-8[1]）より）

	1 型 BS	2 型 BS	3 型 BS	4 型 BS	4b 型 BS	Gitelman
病因遺伝子	*SLC12A1*	*KCNJ1*	*CLCNKB*	*BSND*	*CLCNKA* +KB	*SLC12A3*
蛋白	NKCC2	ROMK	ClC－Kb	Barttin	ClC－Ka ClC－Kb	NCCT
発見時の年齢	胎児期	胎児期	新生児～乳児期	胎児期	胎児期	学童期以降
羊水過多	あり	あり	約半数であり	あり	あり	なし
成長障害	あり	あり	なし～あり	あり	あり	なし
腎濃縮能障害	＋＋	＋＋	＋	＋＋＋	＋＋＋	±～＋
腎石灰化	あり	あり	稀	稀	稀	なし
末期腎不全	あり	あり	あり	あり	あり	非常に稀
血清 Mg	正	正	正～低	正～低	正～低	低
尿中 Ca	高	高	低～正常～高	低～正常～高	低～正常～高	低
合併症	新生児期高カリウム血症		難聴	難聴		

症例報告がなされた．Gitelman 症候群は低カリウム血症と代謝性アルカローシスを呈し，Bartter 症候群ときわめて類似するものの，低マグネシウム血症を伴う点が最大の相違点であった．その後 1996 年に原因遺伝子が *SLCI2A3* と同定されて以後，Bartter 症候群と Gitelman 症候群の相違が広く理解されるようになった（表 1）[1]．

SLCI2A3 によりコードされるチアジド感受性 Na-Cl 共輸送体（NCCT）は遠位尿細管の管腔膜上に存在し，尿中のナトリウムとクロールを再吸収する輸送体である．Gitelman 症候群は NCCT の機能障害に起因する常染色体劣性遺伝の先天性疾患である．NCCT はサイアザイド系利尿薬の作用部位でもあり，その副作用と病態が類似する．

一方，Bartter 症候群はヘンレループ太い上行脚における $Na^+-K^--2Cl^-$ 共輸送体の機能障害を生じる常染色体劣性遺伝の先天性疾患である．Bartter 症候群は臨床経過より新生児期に発症する重症型の新生児型と，乳幼児期以後に発見される比較的軽症型の古典型があることが知られていた．1996 年の Simon らの報告以後，$Na^+-K^+-2Cl^-$ 共輸送体の制御に関わる原因遺伝子およびその病態が明らかにされ，現在，原因遺伝子別に 1〜5 型に疾患分類がなされている．一般的には，新生児型は 1 型・2 型・4 型 Bartter 症候群が，古典型 Bartter 症候群は 3 型が該当する．しかし現在は 1 型・2 型・4 型 Bartter 症候群にも軽症例があり，3 型 Bartter 症候群にも重症例が存在することが知られている．

▶2. 症状と診断

Gitelman 症候群，Bartter 症候群の主症状としては，低カリウム血症に基づく脱力とテタニーに加え，便秘や尿（夜間尿に気づくことが多い）を認め，重度の低カリウム血症では不整脈や横紋筋融解を生じることがある．また Gitelman 症候群に特有である低マグネシウム血症による症状として，テタニーなどがある．Gitelman 症候群は Bartter 症候群と異なり，重度の低カリウム血症は少なく，腎障害は軽度である．その理由として，遠位尿細管での Na^+ 吸収率は元々約 5% 程度と少ないことがあげられる．成人以降に発症することが多い．血液検査では，電解質異常に加えて，高レニン血症，正常〜高アルドステロン血症を認める．低マグネシウム血症とともに尿中カルシウム排泄量の低下が Gitelman 症候群に特徴的な検査結果である．ただし，3 型 Bartter 症候群患者では Gitelman 症候群の特徴を併せ持つことが明らかとなっており，注意が必要である．

また Na^+-K^+-$2Cl^-$ 共輸送体はループ利尿薬の作用部位でもありその副作用と病態が類似する．ループ利尿薬の乱用などにより二次性に同様の症状を呈する場合を偽性 Bartter 症候群といい，鑑別が必要となる．偽性 Bartter 症候群，摂食障害は正常血圧で低カリウム血症を生じる疾患として最も頻度が高く，思春期以降発症の女性で BMI が低い場合には疑う．

▶3. Bartter 症候群と Gitelman 症候群の違い

Gitelman 症候群と Bartter 症候群の鑑別は，発症年齢，血清 Mg 値，尿中 Ca 濃度が参考になる．Gitelman 症候群では低 Mg 血症と低 Ca 尿症は必発であるが，Bartter 症候群では大部分の症例で尿中 Ca 高値となる．また，両者は最大水利尿時のチアジド反応性とフロセミド反応性により鑑別することも可能である[2]．フロセミド反応性が低下していれば Bartter 症候群，チアジド系利尿薬反応性が低下していれば Gitelman 症候群，両者に正常反応がみられれば摂食障害など他の原因による低カリウム血症と診断される．Gitelman 症候群におけるチアジド系利尿薬反応性の感度は 93％，特異度は 100％であったという報告があるが，有害事象を生じることもあり診断方法として広くは用いられていない．現在は遺伝子検査により診断を確認するのが一般的だが，遺伝子診断により NCC の変異が見出されれば確実であるが，典型的な Gitelman 症候群を呈する症例でも，変異を全く見出せない症例が稀ではないため注意が必要である[3]．

▶4. 治療

Gitelman 症候群と Bartter 症候群の治療の主眼は，テタニーなどの症状を認めない範囲までの血清カリウム濃度の補正であり，Gitelman 症候群では血清マグネシウム濃度の補正も加えて行う．カリウム補正としてカリウム製剤，カリウム保持性利尿薬，ACE 阻害薬，プロスタグランジン阻害薬（インドメタシン，非ステロイド性抗炎症薬），食塩の摂取が行われる．まず食事中のカリウム含量を増し，さらにスローケー®の投与によりカリウムを補充する．この際，アスパラギン酸カリウム製剤はカリウム含有量が少なく，アスパラギン酸が代謝され重炭酸イオンとなり，代謝性アルカローシスを助長するため使用しない．カリウム補充を多く必要とする症例では，1 日 80mEq 以上を投与する場合もある．カリウム製剤に加え，アルドステロン受容体拮抗薬が血清カリウムの正常化に有用である．スピロノラクトンはカリウム製剤との同時投与が禁忌ではないので，女性化乳房が著しく問題とならなければ投与可能である．エプレレ

ノンはこのような副作用もなく長期投与可能であるが，添付文書上カリウム製剤との配合禁忌となっている．エプレレノンは他のカリウム保持性利尿薬が無効である時に有効との報告がある[4]．Gitelman 症候群に対するインドメタシン，エプレレノン，アミロライドの効果と安全性に関する比較試験が行われた結果によると，インドメタシンは 3 剤の中で Gitelman 症候群の患者の血清カリウム濃度を最も上昇させたが，腎障害，胃腸障害を引き起こした報告があり注意して使用することが必要である[5]．

　Gitelman 症候群は　Bartter 症候群に比べて血清カリウム濃度は保ちやすい．血清カリウム濃度に比べて血清マグネシウム濃度の正常化は極めて困難であるが，1.2mg/dL を超えていれば症状の出現は抑えられる．通常は酸化マグネシウムを経口投与するが，軟下剤作用があるため増量は難しい．テタニーを生じるような場合は，マグネシウム塩の静脈内投与が必要となる．予後は治療に対するコンプライアンスがよい症例では良好であり，末期腎不全に至る症例は稀である．

■文献

1) 野津寛大. Bartter 症候群. 日腎会誌. 2011; 53: 163-8.

2) Tsukamoto T, Kobayashi T, Kawamoto K, et al. Possible discrimination of Gitelman's syndrome from Bartter's syndrome by renal clearance study: report of two cases. Am J Kidney Dis. 1995; 25: 637-41.

3) Matsunoshita N, Nozu K, Shono A, et al. Differential diagnosis of Bartter syndrome, Gitelman syndrome, and pseudo-Bartter/Gitelman syndrome based on clinical characterisitics. Genet Med. 2016; 18: 180-8.

4) Morton A. Eplerenone in the treatment of Gitelman's syndrome. Internal Medicine Journal. 2008; 38: 377.

5) Blanchard A, Vargas-Poussou R, Vallet M, et al. Indomethacin, amiloride, or eplerenone for treating hypokalemia in Gitelman syndrome. J Am Soc Nephrol. 2015; 26: 468.

〈國友理恵，要　伸也〉

Case

2 尿細管アシドーシスとカリウム代謝異常

II カリウム代謝の異常

Summary

❶ 尿細管性アシドーシスとは，腎機能が正常あるいは軽度低下にも関わらず，尿細管における酸排泄の障害によりアニオンギャップ（AG）正常の代謝性アシドーシスを呈する疾患である．

❷ 後天的に 1 型尿細管性アシドーシスをきたす疾患として Sjögren 症候群がある．

❸ AG 正常の代謝性アシドーシスを呈する疾患に，下痢などがあることにも注意がである．

症例提示

【症例】 32 歳，女性．【主訴】 右腰背部痛．

【現病歴】 来院当日の朝，突然の右腰背部痛が出現し，間欠的な痛みが持続するため来院した．なお，数年前から口渇感を自覚することが多くなり，1 日 2L の飲水をしていた．また，時折四肢のしびれ感や脱力感を自覚することがあったが自然に軽快していたため，様子をみていた．

【既往歴】 31 歳時：第 1 子妊娠時に両側腎結石を指摘された．妊娠中に尿路感染症や尿路結石を繰り返したが，無事に出産し，以降は医療機関を受診していなかった．

【生活歴】 飲酒：機会飲酒，喫煙：なし，アレルギー：なし．

【常用薬】 サプリメントや漢方薬を含め，なし．

【来院時現症】 身長 162cm，体重 48kg．意識清明．BP 124/80mmHg．HR 90bpm，整．BT 36.5℃．RR 20 回 / 分．眼瞼結膜に貧血なし，眼球結膜に黄染なし，眼球突出なし，口腔内乾燥あり，甲状腺腫大なし，表在リンパ節は触知しない，呼吸音は清で左右差なし，心雑音は聴取しない，腹部は平坦かつ軟で自発痛および圧痛はない，腸蠕動

音は正常範囲内，下痢はない，右肋骨脊椎角（CVA）叩打痛あり，両下腿に浮腫はない，体表に目立った皮疹はない，関節腫脹や関節痛は認めない，四肢に粗大な麻痺はなく筋力低下はない．頭痛や嘔気症状はなく，項部硬直は認めない．

【検査所見】 血算生化：Hb 15.0g/dL，Plt 23.8万/μL，WBC 4,200/μL，Na 142mEq/L，K 3.2mEq/L，Cl 113mEq/L，Ca 9.2mg/dL，IP 3.5mg/dL，Mg 3.0mg/dL，BUN 8.2mg/dL，Cr 0.7mg/dL，UA 4.2mg/dL，CRP 0.8mg/dL，TSH 3.376μIU/mL，FT3 3.03pg/mL，FT4 1.36μg/dL．動脈血液ガス：pH 7.345，PaO_2 96.1Torr，HCO_3^- 15mEq/L．尿検査：pH 7.0，混濁（＋），潜血（2＋：非糸球体性血尿 20-29/HPF），白血球 50-99/HPF，U-Na 57mEq/L，U-K 29.8mEq/L，U-Cl 63mEq/L，U-Ca 3.2mg/dL，U-Cr 29mg/dL．

【画像検査】 腹部X線：両腎結石を多数認める．右尿管内に結石を認める．腹部単純CT：両腎結石を多数認める．右腎盂尿管移行部に6mm大の腎結石を認める．水腎症はない．

心電図：HR 84bpm，洞調律．ST-T変化はない．

症例へのアプローチおよび鑑別法

▶1. 腰背部痛へのアプローチ

　本症例では身体所見にて右CVA叩打痛を認め，尿検査にて非糸球体性血尿および膿尿を認め，画像検査にて右尿管内に結石を認めていることから尿路結石と診断することは比較的容易である．なお，妊娠可能年齢の女性であるため，被曝を伴う検査を行うにあたっては現在妊娠していないことを確認することが必須である．

　尿路結石を診断した際には，症状の有無，自然排石する可能性の有無（結石の大きさ），水腎症の有無，結石に起因する尿路感染症の有無について評価する．結石による尿路感染で敗血症を伴っている場合には，緊急処置としての尿管ステントや腎瘻の必要性について泌尿器科医にコンサルトする．

▶2. 腎結石へのアプローチ（図1）

　結石の種類により原因と治療が異なるため、結石の成分を調べることが重要である。尿培養、検尿沈渣と、尿pH、血清Ca、P、副甲状腺ホルモン、尿酸を測定する。再発を繰り返す場合には、蓄尿検査（尿中Ca、P、尿酸、クエン酸、シュウ酸、シスチン）を行う。家族歴、骨病変および炎症性腸疾患などの病歴も重要である。

　腎結石のほとんどはCaを含む結石で、シュウ酸Caとリン酸Caが主であり、腹部X線検査で検出が可能である。リスク因子として高Ca尿症、低クエン酸尿症、高尿酸血症、高シュウ酸尿症、尿量減少、髄質海綿腎がある。一方で、尿酸結石はX線透過性であり、痛風やメタボリックシンドロームで起こりやすい。

　本症例ではSjögren症候群を疑う病歴があり、後日追加で行った血液検査にて、抗核抗体1,280倍（SPECKLED）、抗SS-A抗体（＋）が判明した（抗SS-B抗体は陰性であった）。シルマー試験（＋）で、口唇腺組織検査も施行し、Sjögren症候群と診断した。多発する腎結石はSjögren症候群に伴う遠位尿細管性アシドーシス（1型RTA: renal tubular acidosis）が原因と診断した。結石分析の結果、リン酸カルシウム結石と判明し、1型RTAに合致するものであった。

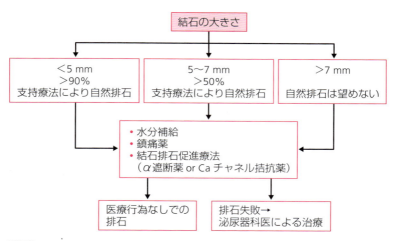

図1 尿路結石の治療方針

▶3. 尿細管性アシドーシスへのアプローチ

本症例はアニオンギャップ（AG）＝Na－（Cl＋HCO$_3^-$）＝15 と AG 非開大性のアシドーシスを呈しており，アシドーシス下における尿 pH は 5.5 以上であった．病歴と併せて尿細管アシドーシスの存在が考えられた．尿中アニオンギャップ（UAG）は約＋24mEq/L と代謝性アシドーシスにもかかわらず正の値となっており，尿中のアンモニウムイオン（酸）排泄不全があることを示しており，このことも I 型 RTA に合致していた．

▶4. 低 K 血症へのアプローチ

本症例では K 3.2mEq/L と軽度の低 K 血症を認めていた．今回の受診時には低 K 血症によると思われる自覚症状は認めなかったが，これまでに四肢のしびれ感や脱力感を自覚しており，低 K 血症による症状の可能性が疑われた．

低 K 血症の鑑別として，図 2 の通り様々な病態があげられるが，本症例では尿中 K＞20mEq/L，代謝性アシドーシスを認め，薬剤の内服歴はなく，低 Mg 血症も認めず，尿細管アシドーシスによる腎性 K 喪失による低 K 血症と診断した．

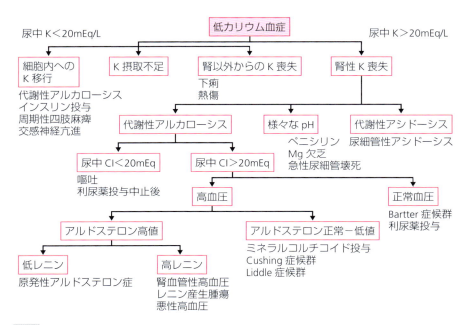

図 2 低カリウム血症の鑑別フローチャート

治療法はどうする？

▶1. 尿路結石に対して

　　本症例では膿尿を認めていたが，発熱や炎症反応は認めず，結石の大きさは6mm大と自然排石が期待でき，水腎症は認めなかった．水分補給を促したところ，診察中に結石の排石が確認され，それに伴い疼痛はほぼ消失したため，帰宅とした．

　　しかし両腎結石を多数認めていることから，今後は泌尿器科医と相談し，待機的に体外衝撃波破砕治療（ESWL）などを検討する方針とした．

▶2. 尿細管アシドーシスに対して

　　アシドーシスの補正のため，ウラリット配合錠®の内服を処方した．

▶3. 低K血症に対して

　　本症例では自覚症状や心電図変化を伴わない軽度の低K血症であり，ウラリット以外のK製剤の投与は不要と判断した．

　　本症例は，繰り返す尿路感染症および尿路結石をきっかけに，遠位尿細管性アシドーシスおよびSjögren症候群の診断に至った一例であった．

病態の解説

　　尿細管性アシドーシスとは，腎機能が正常あるいは軽度低下にも関わらず，AG正常の代謝性アシドーシスを呈する疾患で，尿の酸性化障害が病態の主体である．

　　体内で酸が産生されると，重炭酸を中心とした緩衝系により体内のpHが維持される．その後，酸は実質的に腎で排泄されるが，この際に緩衝によって失われた重炭酸も同時に腎で再生することによって，体内のホメオスタシスは維持されている．これらの反応に尿細管は中心的な役割をはたしており，その障害は高Cl血性代謝性アシドーシスをきたす．尿細管性アシドーシスには，臨床的な差異から，①遠位尿細管性アシドーシス（1型RTA），②近位尿細管性アシドーシス（2型RTA），③低アルドステロン症（4型RTA）と3つのサブグループが存在する．なお，下痢やトルエン吸入でもAG非開大性代謝性アシドーシスを起こす．

▶1. 遠位尿細管性アシドーシス（1型RTA）

　水素イオンの排泄障害が病因である．その機序は大きく分けて3つあり，1つ目は水素イオンの分泌障害によるもの（secretory defect），2つ目は水素イオンの透過性亢進によるもの（水素イオンの分泌能は保たれているが，分泌された水素イオンが間質へ逆拡散してしまうため，結果として水素イオン排泄障害が起こる）（permeability defect），3つ目は集合管におけるNa再吸収低下による電位依存性水素イオン分泌障害（voltage defect）があげられる．

　遠位尿細管におけるNa$^+$再吸収に伴い管腔内が陰性荷電することで，通常，K$^+$イオンと水素イオン（H$^+$）が分泌されるが，水素イオン分泌障害がある遠位尿細管性アシドーシスでは主細胞が正常であればKイオンの分泌量が多くなるため，近位尿細管性アシドーシスと比較して重篤な低K血症を起こしやすい．

　遠位尿細管性アシドーシスの原因として，成人発症で多いのは，Sjögren症候群や関節リウマチをはじめとした自己免疫疾患である．幼少期発症では遺伝的な障害が多く，H$^+$-ATPase，Cl$^-$-HCO$_3$$^-$共輸送体の不活性変異で起こることが知られている．

　症状は重篤な低K血症になることもあり，筋力低下や呼吸筋麻痺を起こすこともある．また，近位尿細管性アシドーシスと同様，アシデミアに伴う骨による緩衝作用により，尿中Ca排泄が亢進する．しかしクエン酸の尿中排泄が低下していること，尿酸性化ができないことにより，尿路結石や腎結石症の頻度が高い．アルカリ尿および骨吸収亢進による尿中リン排泄持続のため通常の蓚酸Ca血症ではなく，リン酸Ca結石がみられることが特徴である．

　下痢との鑑別には，尿中AG（UAG）が有用である．UAG＝尿中（Na＋K−Cl）で計算され，通常はこれがほぼ（80−尿中NH$_4$$^+$）に等しくなる．代謝性アシドーシスがあると近位尿細管におけるアンモニア産生および遠位尿細管からのH$^+$イオン分泌が増加し，尿中NH$_4$$^+$排泄増加するため，UAGは負の値をとるはずである（下痢など）．しかし，1型RTAでは酸分泌障害のため尿中NH$_4$$^+$排泄を増やすことができないため，代謝性アシドーシスがあるにもかかわらず正の値をとる[4]．

▶2. 近位尿細管性アシドーシス（2型RTA）

　近位尿細管における重炭酸イオンの再吸収障害が病因である．近位尿細管で重炭酸イオンが再吸収されないことにより，最終的に低い重炭酸濃度のレベルで落ち着く（12〜18 mEq/L）．そのため，体内の重炭酸イオン濃度がある閾値に達すると，それ以上のアシドーシスの進行は起こらない．尿pHもその閾

値までアシデミアが進行すると，より遠位ネフロンでの重炭酸再吸収が十分に行われ，また酸分泌も正常であるため，尿 pH<5.3 となることもある．重炭酸イオンが尿中に多く残存するため，尿細管腔内は陰性荷電し，陽イオンであるNa イオンが管腔内に多く引き寄せられることで，Na 再吸収障害が起こる．それによって細胞外液量の低下，レニン−アンジオテンシン−アルドステロン（RAA）系亢進を惹起する．その結果，高 Cl 血症性代謝性アシドーシスとともに低 K 血症が起こることがある．また，全般的な近位尿細管機能障害の一症状として，低 P 血症，腎性尿糖などを伴うことも多い（Fanconi 症候群）．症状は低 K 血症に伴う症状の他に，アシデミアによる骨の緩衝作用のため，骨よりCa の溶出が起こり，小児では骨軟化症やくる病，成人では偽骨折を起こす．しかし Ca 排出亢進にも関わらず，腎石灰化症は少ない．理由としては Ca と結合して可溶性を亢進させるクエン酸の排泄が保たれることや，遠位尿細管での尿酸性化が保たれていることが尿中のリン酸カルシウムの溶解を増加させていることが考えられている．

▶3. 4 型 RTA（高 K 血症型遠位尿細管性アシドーシス）

　　遠位尿細管性アシドーシスに高 K 血症を伴うことがあり，4 型 RTA とよばれる．原因はアルドステロン作用不全である．

　　アルドステロンは集合管主細胞に存在する上皮型 Na チャネル〔epithelial Na^+ channel（ENaC）＝アミロライド感受性 Na チャネル〕を活性化させ，管腔内から細胞内へ Na^+ を再吸収する．それに伴い管腔内が陰性荷電し，その電気的勾配を介して H^+ と K^+ 分泌を行っている．そのため，アルドステロン作用が低下すると，電気的勾配が作られないため，高 K 血症を伴った代謝性アシドーシスを呈する．原因としてグルココルチコイド欠乏を伴う Addison 病や両側副腎摘除後，アンジオテンシン II 不足となる ACE 阻害薬や ARB，アルドステロン抵抗性となる薬剤（スピロノラクトン，アミロライド，トリアムテレン），また間質性腎炎（eGFR 低下を伴う）によってアルドステロン反応性が低下する病態などがあげられる．

▶4. 尿細管性アシドーシスの鑑別（表 1）

　　サブグループの鑑別にあたっては，血清 K 値，尿 pH，FE HCO_3^-，塩化アンモニウム負荷試験などがあり，また近年ではフロセミド／フルドロコルチゾン試験の有用性が注目されている[5]．

　　腎機能が正常な場合，アシデミアの存在下では尿 pH は 5.3 以下となるが，

表 1 尿細管性アシドーシスの鑑別

	1 型 RTA	2 型 RTA	4 型 RTA
原因	集合管（間在細胞）でのH^-分泌障害	近位尿細管での重炭酸再吸収障害	アルドステロン分泌低下または作用不全
血漿 HCO_3	しばしば <$10\sim15$mEq/L	$12\sim20$mEq/L	$16\sim22$mEq/L
血液アニオンギャップ	正常	正常	正常
血清 K 濃度	低下	正常～低下	増加
尿 pH	常に≧5.5	不定	<5.5（時に>5.5）
尿アニオンギャップ	正	不定	多くは負
アンモニウム排泄	低下 （80mEq/ 日を超えず）	正常	多くは正常
（重曹負荷試験）重炭酸排泄率	<$3\sim5$%	>15%	<5%
$U-BpCO_2$	ふつう<10mmHg	>25mmHg	>25mmHg

　遠位尿細管性アシドーシスでは尿酸性化障害があるため，アシデミア存在下であっても尿 pH は 5.5 以上となる．近位尿細管性アシドーシスでは尿酸性化障害は保たれるため，未治療の状態では尿 pH は 5.3 以下となる．しかし治療としてアルカリ製剤を内服すると閾値を超えた重炭酸イオンが排泄されるため尿 pH は 5.5 以上となる．ただし，RTA 以外でもアシデミアや低 K 血症が慢性的に持続する場合（慢性下痢症など）には，アシデミアがあっても尿 pH が 5.5 以上となることがあり，さらに尿素を分解する微生物による尿路感染症や重篤な脱水により RAA 系が亢進しているときには尿 pH が上昇するため，尿 pH のみでは尿細管障害とその他の疾患の鑑別には十分でないことに注意する．アシドーシス補正時の FE HCO_3^- に関しては，重炭酸の再吸収が保たれている遠位尿細管性アシドーシスでは重炭酸排泄は増加しない一方で，近位尿細管性アシドーシスでは重炭酸負荷により著明な重炭酸尿がみられるため，鑑別として有用である．

■文献

1) 安田　隆, 他. In: 臨床腎臓内科学. 東京: 南山堂; 2013. p.488-95.

2) 深川雅史, 他. In: レジデントのための腎疾患診療マニュアル. 東京: 医学書院; 2012. p.261-67.

3) 大野岩男 (訳). 腎結石症, 福井次矢, 他 (監訳). In: ハリソン内科学　第4版. 東京: メディカル・サイエンス・インターナショナル; 2013. p.2065-70.

4) Batlle DC, Hizon M, Cohen E, et al. The use of the urinary anion gap in the diagnosis of hyperchloremic metabolic acidosis. N Engl J Med. 1988; 318: 594-9.

5) Dhayat NA, Gradwell MW, Pathare P, et al. Furosemide/fludrocortisone test and clinical parameters to diagnose incomplete distal renal tubular acidosis in kidney stoneformers. Clin J Am Soc Nephrol. 12: 2017. doi:https://doi.org/10.2215/CJN.01320217.

〈兵動智夏，要　伸也〉

Case

3 漢方薬（甘草）による低カリウム血症

Summary

❶ 甘草は漢方薬，胃腸薬，肝庇護薬，口内清涼剤などに含まれており，アレルギー疾患や消化器疾患患者，慢性肝疾患患者に多く使用されている．

❷ 甘草の副作用として低カリウム血症，高血圧などがあることはよく知られており，これは甘草に含まれるグリチルリチンにより引き起こされ，偽性アルドステロン症ともよばれる．

❸ 甘草含有製剤を連用する場合には血清カリウム値を定期的に注意深く観察する必要がある．

症例提示

　　症例は 62 歳，男性．多発性囊胞腎による慢性腎不全で泌尿器科および腎臓内科に通院中．血清カリウム（K）濃度は 4.5〜5.0mEq/L 程度，血圧は 130/80mmHg 程度にコントロールされていた．下肢のつりに対し，芍薬甘草湯を 2 カ月前より開始，その他の新規薬剤の服用はない．先月の外来受診時には血清 Cr 3.2mg/dL，K 3.7mEq/L，本日の外来受診時の検査で K 3.0mEq/L と低カリウム血症の進行を認めた．

　【身体所見】　血圧 150/90mmHg，脈拍 83 回 / 分．両下肢に軽度の圧痕性浮腫を認める．

　【内服歴】　トルバプタン 7.5mg/ 日，カンデサルタン 12mg/ 日，アロプリノール 100mg/ 日，芍薬甘草湯 7.5g/ 日

　【生活歴】　アルコールは機会飲酒．喫煙なし．

　【検査所見】　（血液検査）Hb 10.2g/mL，Ht 29.9%，Plt 13.4 万 / μL，WBC 17,000/μL，TP 6.0g/dL，Alb 3.9g/dL，Na 143mEq/L，K 3.0mEq/L，Cl 104mEq/L，Ca 8.7mg/dL，P 2.7mg/dL，Mg

1.8mg/dL, BUN 30.5mg/dL, Cr 3.42mg/dL (eGFR 15.5mL/分/1.73m^2), UA 5.9mg/dL, AST 19IU/L, ALT 17IU/L, LDH 267IU/L, CK 300IU/L, CRP 0.05mg/dL, 血糖 90mg/dL, PRA 0.7ng/mL/時, アルドステロン 2.0ng/dL (3.6〜24.0), コルチゾール 13.5μg/dL (5.0〜15.0), ACTH 18.3pg/mL (9.0〜52.0)

（静脈血ガス）pH 7.51, PCO$_2$ 47.4mmHg, PO$_2$ 24.5mmHg, HCO$_3$$^-$ 28.5mmol/L

（尿検査）pH 6.0, 比重 1.004, 尿蛋白（−）, 潜血（−）, 尿沈渣: 赤血球なし, 円柱なし, 尿生化: Na 33mEq/L, K 30.0mEq/L, Cl 21mEq/L, Cr 42mg/dL, Ca 8mg/dL, NAG 30IU/L, β$_2$ミクログロブリン 4,200μg/L

（胸部 X 線, 腹部 X 線）異常なし

（心電図）洞調律

症例へのアプローチおよび鑑別法

低カリウム血症の鑑別法を以下に示す（図 1）.

①まずは病歴や所見から白血病などによる著明な白血球数増加（10〜20 万/μL 以上）による偽性低カリウム血症, 長期間の飢餓や糖尿病コントロール不良によるカリウム摂取の不足, 長期にわたる利尿薬の使用, アルカローシス・β$_2$アゴニスト・インスリンなどによる細胞内シフトなどの除外を行う.

②次に尿 Na>50mEq/L の条件下で 24 時間蓄尿 Na, K を測定する.

尿 K<20mEq/ 日であれば, 腎外性のカリウム喪失もしくは過去の利尿薬使用が原因として考えられ, 尿 K≧20mEq/ 日であれば腎性の喪失が疑わしくなる.

腎外性喪失の原因としては, 下痢・嘔吐・チューブドレナージ・下剤頻用, あるいはイレウスなどによる消化管の K 喪失などがある.

③腎性喪失の鑑別としては, 正常血圧〜低血圧であれば, HCO$_3$$^-$を測定し, HCO$_3$$^-$が低値（代謝性アシドーシス）であれば, 低カリウム血症の原因として尿細管性アシドーシスやケトアシドーシスを, HCO$_3$$^-$が高値（代謝性アルカローシス）であれば, Bartter 症候群や Gitelman 症候群, 利尿薬使

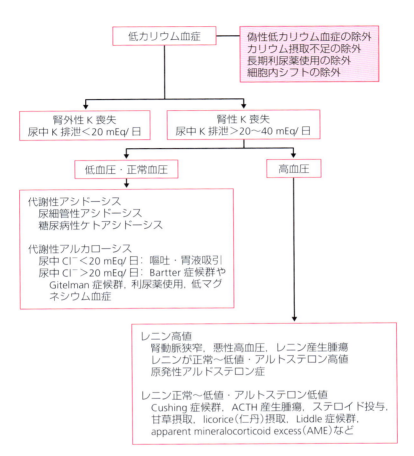

図1 低カリウム血症の鑑別

用, 浸透圧利尿, 嘔吐, 低マグネシウム血症や正常血圧のアルドステロン症などを考える.

④一方, 高血圧であればミネラルコルチコイド過剰が考えられる. 鑑別として, レニン活性およびアルドステロンを測定し, レニンが高値であれば腎動脈狭窄や悪性高血圧, レニン産生腫瘍を, レニンが正常〜低値で, アルドステロン高値であれば原発性アルドステロン症を, レニンが正常〜低値で, アルドステロン低値であれば, Cushing症候群やACTH産生腫瘍, ステロイド投与や甘草摂取, licorice（仁丹）摂取, Liddle症候群, apparent mineralocorticoid excess（AME）などを考える.

本症例は CKD ステージ G4 の腎不全と高血圧があり，カリウム制限を含む食事指導により血清カリウムは正常範囲高めで維持されていたが，食事は通常通り，下痢などの症状がないにもかかわらず低カリウム血症が出現した．甘草の内服歴，とくに誘因なく代謝性アルカローシスと血圧コントロール不良となっていることなどから，甘草による偽性アルドステロン症を疑った．低レニン・低アルドステロン血症，コルチゾール正常の所見も偽性アルドステロン症に一致するものであった．甘草を中止したところ，血清カリウム値は上昇し，血圧も低下傾向となった．

同様の臨床像を示す疾患として，ミネラルコルチコイド過剰によるさまざまな薬剤，疾患があげられる．薬剤としては，甘草や甘草が含まれるさまざまな漢方薬，グリチルリチン，仁丹などがあり，薬剤の中止による血清カリウム値の正常化で診断される．

時にはミネラルコルチコイド過剰を示す様々な希少疾患（ACTH 産生腫瘍，Liddle 症候群，apparent mineralocorticoid excess など）との鑑別を要することもある．ACTH 産生腫瘍では血中および尿中の DOC が増加し，画像診断において副腎腫瘍が証明される．また Liddle 症候群や AME は発症年齢が小児期であり，Liddle 症候群は優性遺伝であることからも鑑別ができる．

最終診断名

「甘草摂取による低カリウム血症」

治療法はどうする？

漢方薬の中止が低カリウム血症の治療の基本となるため，可能な限り漢方薬の休薬が望ましい．それが困難な場合は，抗アルドステロン薬が有効である．抗アルドステロン薬にはスピロノラクトンとエプレレノンがあるが，糖尿病腎症がない場合には副作用の少ないエプレレノンが使いやすい．糖尿病腎症がある場合はスピロノラクトンを使用するが，いずれも少量から開始するほうがよい．クレアチニンクリアランスが 50mL/min 未満の場合は，抗アルドステロン薬内服によって腎機能増悪や高カリウム血症が出現することがあり，注意が必要である．

低カリウム血症が高度な場合はカリウム製剤も投与される．薬剤の中止後も改善しない場合は，偽性アルドステロン症以外の病態も考える．甘草は漢方薬

として以外にも，多くが（80%）食用として摂取されており，醤油，味噌，佃煮，菓子，清涼飲料水の甘味料などにも含まれている．このため知らない間に摂取している可能性があり，偏食の有無についても確認する必要がある．

病態の解説

甘草は，マメ科カンゾウ属の多年草であるウラル甘草あるいはグラブラ甘草の根および草根を乾燥し，薬用としたものである．甘草を生薬として用いた記録は 2000 年以上前に遡り，古代ギリシャのヒポクラテスやオフラトスの書にすでに記載がある．東洋においても，中国において現存する最古の医薬書とされる「神農本草経」に記録があり，わが国では奈良時代に遣唐使により紹介され，正倉院には当時の甘草が現存している．甘草にはトリテルペン系サポニンやフラボイド系配糖体などの多くの成分が含有されるが，主要な薬効成分はトリテルペン系サポニンのグリチルリチンである．甘草の主な薬効は，胃液分泌抑制作用，抗消化性潰瘍作用，鎮静・鎮痙作用，鎮咳作用，利胆作用，肝保護作用，副腎皮質ホルモン様作用，エストロゲン作用，抗炎症作用，抗アレルギー作用，cAMP ホスホジエステラーゼ阻害作用，血小板凝集作用，線溶活性亢進作用，抗動脈硬化作用，抗腫瘍作用，う歯予防作用，抗ウイルス作用，抗菌作用，放射線傷害防護作用，抗老化作用など多岐にわたることが動物実験，in vivo 成績から明らかとなっている．

薬品や食品として長い歴史をもつ甘草の鉱質コルチコイド作用によって，低カリウム血症や高血圧などの副作用をきたすことが確認されたのは最近のことである．欧米では，1950 年代から甘草によって電解質異常や浮腫をきたす症例のあることが観察されていたが，1968 年，原発性アルドステロン症を発見した Conn により，甘草摂取によって類似のアルドステロン過剰症状（低カリウム血症，高血圧，代謝性アルカローシス）を呈した症例報告がなされた．わが国においても古くから甘草を含有した漢方薬が用いられてきたが，1974 年に杉田らが甘草による偽性アルドステロン症の第 1 例を報告している．

甘草による低カリウム血症は，腎臓の遠位尿細管における 11β-hydroxy-steroid dehydrogenase type 2（11β-HSD2）の阻害が主な発症機序であるとされる．通常，アルドステロン受容体はアルドステロンだけではなく，コルチゾールにも高い親和性をもっている．細胞内遊離コルチゾールはアルドステロンの 100～1,000 倍高濃度に存在するため，11β-HSD2 によりコルチゾールはコルチゾンへと不活化され，アルドステロンが選択的にアルドステロン受

容体に結合できるよう調節されている．甘草の利尿成分であるグリチルリチン（glycyrrhizin）は，腎臓においてこの 11β-HSD2 を阻害する．11β-HSD2 による不活化が滞ると，細胞内で未代謝のコルチゾールが過剰になり，アルドステロン受容体を占拠し，以降の経路が活性化されてしまう．このため，水・塩分貯留，低カリウム血症などのアルドステロン症様作用をきたすと考えらえる．このように，症状は原発性アルドステロン症に類似するものの，アルドステロンなどの鉱質コルチコイド過剰分泌が認められないことから「偽性アルドステロン症（pseudoaldosteronism）とよばれる．実際，偽性アルドステロン症ではレニンやアルドステロンは著明に抑制されている（図2）．

　甘草は種々の漢方薬，胃腸薬，肝庇護薬，口内清涼剤などに含まれており，アレルギー疾患や消化器疾患患者，慢性肝疾患患者に多く使用されている（表1）．カリウム排泄型の利尿薬を投与されている患者では，漢方薬との併用で本症の発現リスクは高くなる．その他低カリウム血症を生じやすい副腎皮質ステロイド，ACTH との併用時には注意が必要である．また本症の低カリウム血症により，インスリンの分泌低下やジギタリス中毒増強の可能性があるため，糖尿病患者やジギタリス製剤を投与されている心不全患者も副作用に注意する．一般用医薬品の風邪薬や胃腸薬などにも甘草やそのエキスが含まれるものが多く，また食品の味噌，醤油，キャンディーなどにも甘味料としてグリチルリチンを含むものがあり，これらも含めた摂取状況の把握が本症の発症防止には大切である．

　偽性アルドステロン症の臨床症状は，低カリウム血症による諸症状，高血圧，浮腫などである．四肢脱力，筋力低下，歩行・起立困難の頻度が最も多いが，このように症状を認める場合と，自覚症状がなくても低カリウム血症を呈する

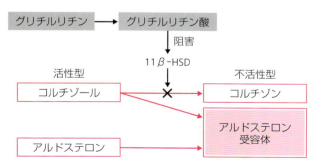

図2　甘草による低カリウム血症の発症機序
11β-HSD: 11β-hydroxysteroid dehydrogenase

表 1 1 日服用量に 3g 以上の甘草が含まれる漢方薬

薬品名	甘草含量 (g)	薬品名	甘草含量 (g)
甘草湯	8.0	炙甘草湯	3.0
芍薬甘草湯	6.0	芎帰膠艾湯	3.0
甘麦大棗湯	5.0	桂枝人参湯	3.0
小青竜湯	3.0	黄連湯	3.0
人参湯	3.0	排膿散及湯	3.0
五淋湯	3.0	桔梗湯	3.0

場合があり，連用する場合は無症状でも電解質の測定を定期的に行うことが望ましい．また血圧を測定することも本症の発見に有用であり，低カリウム血症とともに高血圧が出現することが多い．甘草やグリチルリチン含有製剤を服用している患者は，浮腫，高血圧や四肢脱力，動悸などの症状に注意し，これらが出現した場合にはすぐに医師あるいは薬剤師に相談するよう予め服薬指導しておくことが重要である．

■文献
1） 林　松彦. 漢方製剤による低カリウム血症と最近の知見. 臨床検査. 2003; 47: 362-6.
2） 山田安彦, 伊賀立二. 漢方含有製剤による偽性アルドステロン症. 薬局. 2001; 52: 1145-9.
3） 入谷　敦. 森田卓朗, 森本茂人. 漢方薬（甘草など）. 血圧. 2014; 21: 1012-6.

〈李 恵怜，要　伸也〉

II

カリウム代謝の異常

II カリウム代謝の異常

Case 4 アムホテリシン B による低カリウム血症

Summary

❶ 薬剤腎毒性による尿細管機能障害から電解質異常が発症する.

❷ 中でも高頻度に認められるのが低カリウム血症である.

❸ その他, 低カルシウム血症, 低マグネシウム血症も出現する.

❹ 稀ではあるが薬剤性 Fanconi 症候群も発症する.

症例提示　症例は 68 歳, 女性. 間質性肺炎のために長年副腎皮質ステロイド薬を服用していた. 肺炎を契機に間質性肺炎が悪化し入院となった. 免疫能が低下している症例であることから, カルバペネム系抗菌薬を使用しつつメチルプレドニゾロンパルス療法が開始された. 幸い肺炎は入院後 2 週間で軽快したが, 間質性肺炎は悪化し酸素飽和度が低下する傾向が認められた. 副腎皮質ステロイド薬内服のみでは, 間質性肺炎の進行を抑制できないと判断され, 入院後 3 週目からシクロスポリン併用療法が開始となった. その後, 間質性肺炎の進行は抑制され改善傾向がみられた. 入院後 6 週目に白血球数上昇 (12,000/μL), CRP 上昇 (13.5mg/dL) が確認され 38℃台の熱が出現した. 胸部 X 線写真と胸部 CT にて右肺上部に空洞を伴う浸潤影が確認された. 血中の βD グルカンが上昇し (18.5pg/mL), アスペルギルス抗原陽性であることから侵襲性肺アスペルギルス症と診断された. アムホテリシン B リポソームの投与が開始され, 徐々に CRP が低下し解熱がみられた. 入院後 8 週目の血液生化学検査で, Na 140mEq/L, K 2.8mEq/L, Cl 112mEq/L, 補正 Ca 8.8mg/dL, P 3.8mg/dL, 血清クレアチニン 0.8mg/dL, BUN 14mg/dL, 尿酸 4.5mg/dL であった. 体調不良のために食欲はやや低下していた. 血圧は 128/78mmHg であった.

症例へのアプローチおよび鑑別法

▶1. 低カリウム血症へのアプローチ

　　低カリウム血症が認められた．まず，食事摂取量が低下しているために生じた低カルシウム血症であるか確認する必要がある．尿中のナトリウム排泄量は104mEq/L（食塩6相当）であり，食事摂取量低下のための電解質異常とは考えにくいと判断される．尿中K排泄量は48mEq/Lであり，低カリウム血症にも関わらず排泄量が多い（>20mEq/L）．動脈血ガス分析では，pH 7.30, $PaCO_2$ 34mmHg, PaO_2 96mmHg, HCO_3^- 18mmol/L, anion gap 10であり，anion gap 正常の代謝性アシドーシスが認められた．

▶2. 低カリウム血症の鑑別

　　図1のアルゴリズムを参照して考えると，この症例の低カリウム血症は，腎性喪失型の低カリウム血症と考えられる．血圧は正常であり，腎血管性高血圧，アルドステロン症による低カリウム血症は考えにくい．重炭酸濃度は低下し，anion gap 正常の代謝性アシドーシスであると判断される．つまり尿細管性アシドーシスが発症していると考えられる[1,2]．食欲はなかったが，下痢，嘔吐

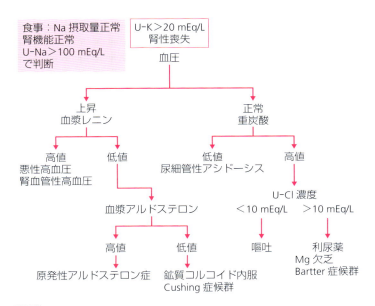

図1　低カリウム血症の鑑別

などの症状もなく利尿薬も使用していなかった.

本例は，アムホテリシンBリポソームの薬剤腎毒性により，尿細管障害が惹起され低カリウム血症を呈する尿細管性アシドーシスに陥ったと診断される[3].

治療法はどうする？

基本的にアムホテリシンBリポソーム，あるいはアムホテリシンBによる電解質異常は，可逆性があり本剤を中止すれば正常化することが一般的である.しかし，真菌感染症が難治性であればアムホテリシンBを中止することができない場合もある．その場合は，カリウム，マグネシウムなどの電解質成分の補充を行いながら治療を継続することになる[4].

本例の場合は，背景にシクロスポリンが使用されており，薬剤性腎毒性が出現しやすかった可能性がある．アムホテリシンBは，シクロスポリン以外にも，シスプラチン，ペンタミジン，アミノグリコシド系抗生物質，塩酸バンコマイシン，タクロリムス水和物，ガンシクロビル，ホスカルネット，ナトリウム水和物などと併用していると薬剤性腎毒性が出やすい.

真菌に感受性があれば，ボリコナゾールやミカファンギンなど他の抗真菌薬に変更することも対策の一つである．抗真菌薬と免疫抑制薬との相互作用として，アムホテリシンB，ボリコナゾール，イトリゾールの投与でシクロスポリンやタクロリムスの血中濃度が上昇するが，とくにボリコナゾールでは約8倍に上昇するといわれる．背景にカルシニューリン阻害薬が使用されている時は慎重な薬剤選択が必要である.

本例では，アムホテリシンBリポソームが使用されていたが，腎毒性はアムホテリシンBと比較して約1/2程度の比率でしか出現しないとする報告もある．それでも，低カリウム血症は出現しやすい副作用である．アムホテリシンBリポソームのほうが従来のアムホテリシンBより，悪寒・戦慄・発熱などのinfusion reactionや低マグネシウム血症の発症頻度も少ないと報告されている[5].

病態の解説

薬剤性腎毒性を示す抗菌薬の中でも，ゲンタマイシンに代表されるアミノ配糖体抗生物質，テイコプラニンなどのグリコペプチド系抗生物質，バンコマイシン，セフェム系抗生物質，カルバペネム系抗生物質は主に近位尿細管障害

を誘発する。一方，アムホテリシンBは遠位尿細管障害を主にきたす薬物と認識されている。尿細管上皮細胞膜に孔があき，カリウムが尿細管腔にもれ，プロトンの再吸収が亢進するといわれる。

その他，薬剤性腎毒性から低カルシウム血症，低マグネシウム血症も認められ，稀ではあるが，Fanconi 症候群が発症することもあり[3]，近位尿細管障害も出現する。

副作用の予防

アムホテリシンBの副作用とその対処方を「深在性真菌症の診断・治療ガイドライン 2014」ドラフト版よりまとめた[4]。腎障害の予防に関しては，生理食塩水などを中心に水とナトリウムの補給を十分に行うことが必要と考えられる。1日2L程度の尿量を確保するのが理想といわれる。腎毒性を軽減するには尿のアルカリ化も推奨されている。また，低カリウム血症に関しては，食事あるいは輸液によるカリウム補給が推奨されている。体重60kgの患者であれば，300mEq から 360mEq のカリウム補給が推奨されている。かなりのカリウム補強量であり，腎機能が当初から低下している症例に関しては，調節して補充する必要がある。一般的に1日に必要なカリウム摂取量は 50～100mEq

表 1 その他の副作用とその対処あるいは予防（深在性真菌症の診断・治療ガイドライン 2014[4] より）

1. 悪寒・戦慄・発熱（infusion reaction）
   投与前あるいは投与時にステロイド薬使用
   ハイドロコルチゾン：0.7mg/kg またはプレドニゾロン：10～15mg/body 投与前
   投与時に解熱剤使用（アセトアミノフェン，イブプロフェンなど）
   腎機能障害が投与前からある場合はアセトアミノフェン

2. 嘔吐
   投与前，投与時に制吐剤投与
   メトクロプラミド，ドンペリドン，プロクロルペラジンなど

3. 腎機能障害
   投与期間中，水分の十分な補給
   投与前および投与終了毎にナトリウムの負荷
   投与時に尿のアルカリ化：$NaHCO_3$ 3～5g/ 回 / 日
   連日腎機能低下が進行する場合は投与を中止する。

4. 血栓性静脈炎
   輸液に 1,000U のヘパリンを添加，小児翼状針の使用

といわれるので，その数倍以上の摂取量に相当する．その他の副作用予防は文献4より引用して表1にまとめた．

■文献

1) Gouge TH, Andriole VT. An experimental model of amphotericin B nephrotoxicity with renal tubular acidosis. J Lab Clin Med. 1971; 78: 713-24.

2) Hemstreet BA. Antimicrobial-associated renal tubular acidosis. Ann Pharmacother. 2004; 38: 1031-8.

3) Zietse R, Zoutendijk R, Hoorn EJ. Fluid, electrolyte and acid-base disorders associated with antibiotic therapy. Nat Rev Nephrol. 2009; 5: 193-202.

4) 深在性真菌症の診断・治療ガイドライン 2014. http://www.mycoses.jp/guideline/gl2014.html

5) Wade RL, Chaudhari P, Natoli JL, et al. Nephrotoxicity and other adverse events among inpatients receiving liposomal amphotericin B or amphotericin B lipid complex. Diagn Microbiol Infect Dis. 2013; 76: 361-7.

〈西　慎一〉

Case
5 神経性食欲不振症にみられる 低カリウム血症

Summary

❶ 神経性食欲不振症による低カリウム血症の原因には下剤や利尿薬の乱用，繰り返す嘔吐などがある．

❷ 鑑別には，吐きダコ・歯の腐食・体格・血圧などの身体所見や血液ガスや尿中電解質などの所見が有用と思われる．

❸ 診断・治療にあたっては，神経性食欲不振症にみられる低カリウム血症と決めつけずに他の除外診断をしっかり行うことと，専門家と協力しながら治療を行える環境にもっていけるよう配慮することが重要である．

症例提示　26歳，女性．16歳よりダイエット目的で市販されている下剤（ビサゴジル）を内服していた．来院1週間前より筋肉痛を認めるようになり受診．血液検査データでK: 2.7mEq/L，クレアチニン: 1.6mg/dLと低カリウム血症，腎機能低下を認めたため，精査目的で入院となった．

症例へのアプローチおよび鑑別法

　低カリウム血症の主な原因としては，白血球の著明な増加による偽性低カリウム血症を除くと，①カリウムの細胞内へのシフト，②カリウム摂取量の低下，③腎臓からのカリウム喪失，④腎臓以外からのカリウム喪失の4つがあげられる[1]．これらの鑑別は病歴聴取や身体所見からある程度推測をつけ，尿中のカリウム排泄にて腎臓からのカリウム喪失かそれ以外かを判断する．そしてさらに診断を絞り込むために血液ガス所見や血圧も必要である．またマグネシウムはルーチンの血液検査で測定されないため見逃されることがあるが，低マグネ

シウム血症はカリウム補給に抵抗性の低カリウム血症をきたすため，マグネシウムの測定は忘れないようにする．

本症例においては，下剤をダイエット目的で使用していることが判明している．その他問診からは下剤以外の低カリウム血症をきたす薬剤の使用やカリウムの細胞内へのシフトをきたすような病態は認めなかった．食事は本人からは比較的摂取しているとのことであった．体格は身長 155cm，体重 42kg，BMI 17.5kg/m^2 とやせ型で血圧も 110/60mmHg と高くなかった．手の吐きダコや歯の腐食は認めなかった．入院時の尿検査で尿 K：5mEq/L，尿 K/Cr 比：11mEq/gCr，FE$_K$：7%で，後に判明した蓄尿の K も 6mEq/ 日と低値であり，腎臓からのカリウム喪失は否定的であった．その他の尿生化学は尿 Na：20mEq/L，尿 Cl：63mEq/L，尿 Ca/Cr 比：0.05g/g であった．血液検査では白血球の異常な増加はなく Mg：2.4mg/dL と基準範囲内であった．以上より下剤による低カリウム血症が疑われた．

治療法はどうする？

低カリウム血症の治療を行うにあたり，カリウム値と症状が重要である．本症例では心電図モニター上不整脈は認めず，心疾患や肝不全といった背景疾患も認めなかった．また筋肉痛の症状はあるものの脱力などはなく，血清カリウム値も 2.7mmol/L 程度であったため，経口でのカリウム補充を行うこととした．塩化カリウム 48mmol/ 日で治療開始し，下剤の中止にて経過をみた．それにより血清カリウム値は 3mmol/L 以上を保つことができ筋肉痛症状も改善したが，本人が下剤の使用を強く希望した．ビサコジルは消化管に直接働いてカリウム排泄を促進するため別の下剤に変更して対応した．

病態の解説

神経性食欲不振症は主に 10～20 代の女性に認める病気で，その有病率は 2015 年に発表された論文によると，日本の女子中学生では 101,699 人中 156 人（0.15%），女子高校生では 151,139 人中 338 人（0.22%）が神経性食欲不振症と診断されている[2]．この論文での診断は日本の診断基準を用いたものであるため諸外国との比較は難しく，またアンケートでの診断ではあるものの，決して少ない数字ではないと思われる．また神経性食欲不振症では様々な身体異常をきたすことも知られており，低カリウム血症もその一つで，神経性食欲

不振症の約20%に認めるといわれている[3].

　神経性食欲不振症における低カリウム血症の主な原因としては食事からのカリウムの摂取不足，利尿薬の使用，下剤の乱用，繰り返す嘔吐があげられている．そして低カリウム自身が便秘を引き起こし，さらに下剤の必要性を増すことや，嘔吐などによるナトリウムや体液量の減少がレニン−アンジオテンシン系を刺激すること，嘔吐で酸の喪失が起こることや低カリウムにより尿細管によるアンモニアの産生が増加し酸の排泄が亢進することにより代謝性アルカローシスが起こることなどから，さらに低カリウム血症に傾くことになるといわれている[4].

　前述した神経性食欲不振症による低カリウム血症の原因の鑑別として尿中の電解質が有用となることがある．台湾からの報告で，神経性食欲不振症による低カリウム血症（嘔吐，下剤，利尿薬）とBartter症候群やGitelman症候群，遠位尿細管性アシドーシスでの尿中ナトリウムやクロール，カルシウムなどが検討されている[5].詳細は表1に示しているためそちらを参照していただきたいが，尿中電解質の測定は鑑別に有用と思われる．

　低マグネシウム血症はカリウム補給抵抗性の低カリウム血症を起こすことが知られているが，神経性食欲不振症では低マグネシウム血症を合併しやすいこともいわれている．前述した総説では25%以上に合併するとも記載されており[4]，神経性食欲不振症では低マグネシウム血症についても注意が必要である．

表1 神経性食欲不振症などでの低カリウム血症における尿中電解質 (Wu KL, et al. Am J Med. 2017; 130: 846-55[5] より作成)

	尿K$^+$/Cr (mEq/gCr) *	尿Na (mEq/L)	尿Cl (mEq/L)	尿Ca^{2+}/Cr (mg/mg) **
神経性食欲不振症／過食症（おそらく嘔吐）	41 ± 31	135 ± 82	27 ± 14	0.03 ± 0.02
下剤	5 ± 5	16 ± 12	56 ± 35	0.04 ± 0.04
利尿剤（中止中）	22 ± 7	27 ± 18	33 ± 20	0.03 ± 0.03
利尿剤（使用中）	51 ± 30	74 ± 39	81 ± 42	0.19 ± 0.13
Gitelman	70 ± 38	106 ± 48	118 ± 62	0.02 ± 0.02
Bartter	48 ± 20	67 ± 46	64 ± 53	0.14 ± 0.05
遠位性尿細管性アシドーシス	53 ± 17	55 ± 19	53 ± 21	0.18 ± 0.13

*原著のグラフより筆者作成．原著の単位は mmol/mmol．Cr を 1mol＝113.12g で換算．
**原著のグラフより筆者作成．原著の単位は mmol/mmol．Ca^{2+}を 1mol＝40.08g，Cr を 1mol＝113.12g で換算．

5 神経性食欲不振症にみられる低カリウム血症

　神経性食欲不振症における低カリウム血症の診断は，下剤や利尿薬の使用および嘔吐について，問診が正しくとれたら比較的診断は容易であるが，本当のことを言ってもらえず診断に苦慮することもある．吐きダコや歯の腐食，体格，血圧などの身体所見や前述した血液ガスや尿中電解質などの他覚的な所見が鑑別に有用と思われる．ただ信頼関係を築けていない場合は治療に同意してもらえず，その後の対応に難渋することも起こるため，精神科など専門家と協力しながら対応することが重要と思われる．それに加えて神経性食欲不振症による低カリウム血症と決めつけずに，他の原因の低カリウム血症についてしっかり除外診断を行うことが大切である．

　ビサコジルは下剤の一つであるが，腸管粘膜に作用し，カリウムの排泄を促進させる可能性がいわれている[6]．臨床でも少数例での検討ではあるが，透析患者においてビサコジル使用群ではカリウムが 5.9 ± 0.2 mmol/L から 5.5 ± 0.2 mmol/L に低下したがラクツロース使用群では 5.7 ± 0.3 mmol/L から 5.64 ± 0.2 mmol/L と低下は認めなかったという報告[7]もあり，下剤の中でもビサコジルはカリウムが低下しやすいのかもしれない．下剤による低カリウム血症の場合，薬剤の中止が治療の基本であるが，下剤の中止が難しい場合でビサコジルを使用している時は薬剤の変更も考慮すべきと思われる．

■文献

1) 深川雅史, 柴垣有吾. カリウム代謝異常の診断と治療. より理解を深める！体液電解質異常と輸液. 1版. 東京: 中外医学社; 2005. p.71-96.

2) Hotta M, Horikawa R, Mabe H, et al. Epidemiology of anorexia nervosa in Japanese adolescents. Biopsychosoc Med. 2015; 9: 17.

3) Miller KK, Grinspoon SK, Ciampa J, et al. Medical findings in outpatients with anorexia nervosa. Arch Intern Med. 2005; 165: 561-6.

4) Bouquegneau A, Dubois BE, Krzesinski JM, et al. Anorexia nervosa and the kidney. Am J Kidney Dis. 2012; 60: 299-307.

5) Wu KL, Cheng CJ, Sung CC, et al. Identification of the causes for chronic hypokalemia: importance of urinary sodium and chloride excretion. Am J Med. 2017; 130: 846-55.

6) Moreto M, Planas JM, Naftalin RJ. Effects of secretagogues on the K^+ permeability of mucosal and serosal borders of rabbit colonic mucosa. Biochim Biophys Acta. 1981; 648: 215-24.

7) Mathialahan T, Sandle GI. Dietary potassium and laxatives as regulators of colonic potassium secretion in end-stage renal disease. Nephrol Dial Transplant. 2003; 18: 341-7.

〈後藤俊介〉

Case

6 シンナー中毒者にみられた 低カリウム血症

Summary

❶ 高度の低カリウム血症をみたら，原因を鑑別する前に緊急度（不整脈や 呼吸筋麻痺など）を確認することが重要である．

❷ シンナーに含まれるトルエンは，遠位尿細管性アシドーシスをきたす ことが報告されている．

❸ 遠位尿細管性アシドーシスの際の低カリウム血症の治療は，アシドー シスの補正よりも，カリウムの補正を先行させることが重要である．

症例提示

　22歳，男性．7年前からシンナーを常用し，これまでに複数回入 院歴がある．量は不明だが，家族の話によると最近1週間連続でシン ナー吸入していた．数日前より嘔気が出現し，昨日より下肢の脱力感を自 覚するようになり，本日より歩行不能となったため，救急車にて来院．

　来院時，身長175cm，体重70kg，血圧100/70mmHg，脈拍90/ 分（整），シンナー臭著明で，意識レベルは傾眠傾向．神経学的所見は，四 肢はMMT 1〜2程度の筋力低下を認めた．検査所見では，血液生化学検 査にて著明な低カリウム血症（K 1.2mEq/L），低リン血症（P 1.2mg/ dL），CPK上昇（14,020U/L），血液ガスでは著明な代謝性アシドーシス （pH 7.18，$PaCO_2$ 29.0mmHg，HCO_3^- 10.8mEq/L，anion gap 12） を認めた．尿検査では，pH 6.0，蛋白（+），潜血（+），糖（−），Na^+ 45mEq/L，K^+ 40mEq/L，Cl^- 65mEq/Lであった．

Ⅱ カリウム代謝の異常

症例へのアプローチおよび鑑別法

▶1. 低 K 血症へのアプローチ

　本例のように高度の低 K 血症をみた際には原因を鑑別する前に不整脈や呼吸筋麻痺などの緊急事態がないかどうかをまず確認することが重要である．低 K 血症の原因として K 摂取の低下，細胞内への K 移行，体外（尿・便など）への K 喪失があげられる．問診や採血，尿検査などを進めながら鑑別を進めていく．

▶2. 低 K 血症の鑑別

　まず，本例での K 摂取状況は問診では不明であったが，来院直前には嘔気出現していることから，摂取低下があった可能性は疑われるが，長期間の飢餓状態ではなくこれのみでは高度低 K 血症の説明がつかない．また，細胞内への K 移行については，アルカローシス，β 2 アゴニスト，インスリンなどが主要な因子であるが，本例においてはいずれも認めなかった．最後に，体外への K 喪失については，腎性とそれ以外に分けられる．本例では，嘔気・嘔吐からの腎外性の K 喪失に加えて，尿 K 排泄は 30mEq/ 日と腎からの K 排泄亢進を認めた．正常血圧で，anion gap 正常の代謝性アシドーシスを認める点から，尿細管性アシドーシスが最も疑われた．著明なアシドーシス下にて，尿 pH 6.0 と尿酸性化障害を認め，尿 anion gap〔＝（尿 Na$^+$＋尿 K$^+$）－尿 Cl$^-$〕は 45mEq/L＋40mEq/L－65mEq/L＝20 と正であったことから，遠位尿細管性アシドーシスの可能性が高いと考えられた．

　本例では，病歴でシンナー吸入歴があること，尿中馬尿酸が高値であることから，シンナー（トルエン）中毒によるものと判断した．

治療法はどうする？

　横紋筋融解症による CPK 上昇や高度アシドーシスを呈する中で，著明な低 K 血症，低 P 血症を認めていたことから，非常に高度の細胞内 K，P 欠乏が疑われた．入院後，直ちに心電図モニターを装着し，アシドーシス補正の前に経静脈的に K と P の補充を先行して開始したが，入院直後に呼吸筋麻痺によると思われる呼吸状態の悪化を認め，気管内挿管，人工呼吸器管理を行った．K の補充は 20mEq/ 時から投与開始していたが，40mEq/ 時まで投与速度を上げて対応した．1 週間程度で人工呼吸器管理を離脱し，抜管可能となった．食事摂取も可能となったため，薬剤も経口摂取に変更となった．

病態の解説

　シンナーの主成分であるトルエンは揮発性が高く気道から吸収された後，速やかに血中に移行しその約 80〜90% は肝臓で代謝され，馬尿酸として腎臓から排泄される[1]．これらは，遠位尿細管に障害を与え，遠位尿細管性アシドーシスによる高 Cl 性代謝性アシドーシスを起こすことが知られている．遠位尿細管性アシドーシスの病態は，遠位尿細管における水素イオン分泌障害による尿の酸性化障害から，K や P の排泄が亢進することで著明な低 K 血症や低 P 血症を引き起こし，四肢麻痺や横紋筋融解症，呼吸筋麻痺などを発症する．遠位尿細管性アシドーシスでは，近位ネフロンでのアンモニア産生は障害されていないが，遠位ネフロンでの酸排泄が障害されていることから，尿 NH_4^+ の排泄が低下して尿 anion gap は正となり，尿 pH が低下しないことが特徴である[2]．また，馬尿酸は速やかに尿に排泄されるため，通常は血清 anion gap の著明な開大は認めないことが多い[3]．

　治療については，低 K 血症よりも代謝性アシドーシスの補正を先行させると，低 K 血症の増悪をきたし，呼吸筋麻痺や不整脈を惹起するリスクが高まるため，注意が必要である[4]．また，トルエン自体にも横紋筋融解症や呼吸筋麻痺をきたす作用が知られている[1]．本例においては，尿細管性アシドーシスへの治療介入後に呼吸筋麻痺による呼吸障害が出現しており，尿細管性アシドーシス・低 K 血症・低 P 血症の影響に加えて，トルエン自体の麻酔作用の影響も加わっていた可能性が考えられた．トルエン中毒時には，電解質補正中にも呼吸障害出現のリスクがあるため，慎重に経過をみることが重要である．

■文献

1) Camara-Lemarroy CR, Rodriguez-Gutierrez R, Monreal-Robles R, et al. Acute toluene intoxication—clinical presentation, management and prognosis: a prospective observational study. BMC Emerg Med. 2015; 15: 19.

2) Palmer BF, Perazella MA, Choi MJ. American society of nephrology quiz and questionnaire 2013: electrolyte and acid-base. Clin J Am Soc Nephrol. 2014; 9: 1132-7.

3) Rose BD, Post PW. In: Clinical physiology of acid-base and electrolyte disorders. 5th ed. New York: McGrawHill; 2001; p.610-1.

4) 深川雅史, 柴垣有吾. より理解を深める！体液電解質異常と輸液. 東京: 中外医学社; 2005.

〈河野 圭志〉

Ⅱ カリウム代謝の異常

Case 7
発作的に四肢の弛緩性麻痺を繰り返す若年者

Summary

❶ 低カリウム性周期性四肢麻痺は低カリウム血症により四肢の脱力をきたす疾患である.

❷ 低カリウム性周期性四肢麻痺の原因の一つに甲状腺機能亢進症があげられる.

❸ 機序として骨格筋細胞膜に存在する Na^+-K^+-ATPase の活性化が想定されている.

❹ 治療としては経口および経静脈的なカリウムの補充や β 遮断薬が用いられる.

症例提示　　26歳, 男性. これまで特記すべき既往歴や家族歴はなく, 生来健康であったが, ここ数カ月で約3kgの体重減少を自覚していた. 約1カ月前の起床時に四肢の脱力を自覚したが, 数時間で自然軽快したため, 特に病院を受診せずに放置していた. しかし本日の起床時に再度同様の四肢の脱力 (下肢有意) を自覚し, 今回は起立不能となったため救急要請された. 病院到着時のバイタルサインは血圧155/95mmHg, 心拍数100bpm, 体温37.2℃, SpO₂ 98% (room air), 身体所見では両上肢に中等度および両下肢に高度の筋力低下, アキレス腱反射の消失を認めた. 心電図ではU波を認め, 血液検査で血清Cr 1.1mg/dL, 血清K 1.5mEq/Lと血清カリウム値の著明な低下が判明し, 精査加療のため同日入院となった.

症例へのアプローチおよび鑑別法

　本症例では下肢有意の四肢の弛緩性麻痺と血液検査で血清カリウム値の低下がみられ，低カリウム性周期性四肢麻痺が疑われた．次に特発性なのか続発性なのか，続発性であれば原因疾患を鑑別する必要があった．まず病歴聴取からは，特記すべき家族歴なく，嘔吐・下痢の病歴や利尿薬など薬物の使用もなく低カリウム血症をきたすような原因の特定には至らなかった．さらに尿検査では尿中 Cr 80mg/dL，尿中 K 9.1mEq/L と K 排泄は亢進していないと考えられた．血液検査では ACTH 16.7pg/mL（基準値 7.2～63.3），コルチゾール 12.1μg/dL（基準値6.24～18.0），TSH<0.01μIU/mL（基準値0.50～5.00），free T3 15.2pg/mL（基準値 2.30～4.30），free T4 5.75ng/mL（基準値 0.90～1.70），レニン活性 0.9ng/mL/ 時（基準値 0.3～2.9），アルドステロン 72pg/mL（基準値 29.9～159）と副腎機能は問題なかったが，甲状腺機能亢進症を認めた．さらに詳しく身体所見をとると甲状腺のび漫性腫大を認め，追加の血液検査で抗 TSH レセプター抗体陽性であったことから Basedow 病に伴う低カリウム性周期性四肢麻痺と診断された．

治療法はどうする？

　危険な不整脈の感知のため心電図モニターを装着し，生理食塩水に塩化カリウムを混注して点滴静注を開始するとともに，塩化カリウム製剤の内服も同時に開始した．翌日には心電図変化も改善し，血清 K 値も上昇し脱力も改善した．一方で Basedow 病に対する治療としては抗甲状腺薬の投与が開始され，甲状腺ホルモンは低下傾向を示し退院となった．

病態の解説

　低カリウム性周期性四肢麻痺は血清カリウム低下に伴い，脱力発作が反復して出現する疾患であり，原因として特発性と続発性に大きく分けられる[1]．続発性には甲状腺機能亢進症，原発性アルドステロン症，腎尿細管疾患（尿細管アシドーシスなど），薬剤性（利尿薬や甘草など）など低カリウム血症をきたす疾患があげられ，低カリウム血症をきたす機序としては血中のカリウムの細胞内へのシフトとカリウムの摂取不足や体外への喪失があげられる[2]．

　特発性で家族性を呈するものは常染色体優性遺伝形式をとるが，一方で約

1/3 の症例は孤発例との報告もあり，こうした特発性においては今までに骨格筋におけるカルシウムチャネルやナトリウムチャネルの遺伝子異常がその原因として報告されている[3]．

　本症例のような甲状腺機能亢進症に伴う周期性四肢麻痺は若年のアジア人に多いとされている[2]．甲状腺機能亢進症によって低カリウム血症が生じる原因としてはカリウムの細胞内外の移動が細胞内へとシフトしており，その機序として細胞膜に存在する Na^+-K^+-ATPase の活性化によると考えられている[4]．こうした Na^+-K^+-ATPase の活性化に β 受容体の感受性亢進の関与も指摘されており，β 遮断薬も治療に用いられる[2]．また甲状腺機能亢進症に伴う低カリウム性周期性四肢麻痺においても潜在的なカリウムチャネルの遺伝子変異が関与しているとする報告もある[5]．

■文献

1) Fontaine B. Periodic paralysis. Adv Genet. 2008; 63: 3-23.
2) Falhammar H, Thorén M, Calissendorff J. Thyrotoxic periodic paralysis: clinical and molecular aspects. Endocrine. 2013; 43: 274-84.
3) Venance SL, Cannon SC, Fialho D, et al. The primary periodic paralyses: diagnosis, pathogenesis and treatment. Brain. 2006; 129: 8-17.
4) Lin SH, Huang CL. Mechanism of thyrotoxic periodic paralysis. J Am Soc Nephrol. 2012; 23: 985-8.
5) Ryan DP, da Silva MR, Soong TW, et al. Mutations in potassium channel Kir2.6 cause susceptibility to thyrotoxic hypokalemic periodic paralysis. Cell. 2010; 140: 88-98.

〈渡邉健太郎〉

Case 8

真夏に出現した RAS 阻害薬による AKI（急性腎障害）と高カリウム血症

Summary

❶ 慢性腎臓病患者において，RAS 阻害薬内服や NSAIDs 内服，脱水などにより AKI と高 K 血症のリスクとなり得る．

❷ 慢性腎臓病患者の sick day（食思不振や下痢などの脱水）時には，一時的な RAS 阻害薬中止を指導する．

症例提示

　76 歳，女性．糖尿病，高血圧のため通院中であり，血清クレアチニン（SCr）1.46mg/dL であった．経口糖尿病薬および降圧薬（アジルサルタン 20mg，シルニジピン 10mg），利尿薬（フロセミド 20mg，スピロノラクトン 25mg）を内服中であった．真夏日の炎天下で 1 日中農作業を行うも，水分・塩分の摂取が不十分であった．炎天下の農作業であったため，同日より 3 日間は体調を崩し，ほとんど食事摂取ができなかったが，内服薬はしっかりと服用できていた．4 日目の朝より歩行時のふらつきが出現したため救急外来を受診した．受診時 SCr 3.4mg/dL，血清 K 7.8mEq/L に上昇しており，心電図では高 K 血症に伴う P 波消失，テント状 T 波，QRS 波拡大がみられたため，緊急入院となった．

症例へのアプローチおよび鑑別法

▶1. 高 K 血症へのアプローチ

　高 K 血症へのファーストアプローチは，まず致死的状況かどうかを判断することである．血清 K 値が 6〜6.5mEq/L 以上でかつ心電図変化（徐脈，テント状 T 波，QRS 幅拡大など）を伴うときは，致死的心室性不整脈が出現する恐れがあるため，早急な治療が必要となる．一般的な治療法を表 1 に示す．注意

Ⅱ
カリウム代謝の異常

97

真夏に出現した RAS 阻害薬による
AKI（急性腎障害）と高 K 血症

表1 高 K 血症の治療（Pitt B, et al. N Engl J Med. 1999; 341: 709-17[2] より）

- 血清 K＞6.0〜6.5mEq/L 以上で心電図変化を伴う
  ①超緊急治療（効果発現は数分以内）
  　　カルシウム（カルチコール）10〜30mL を緩徐に静注
  ②緊急治療（効果発現に数分〜1 時間）
  　　10％糖液 500mL＋速効型インスリン製剤 10 単位を点滴静注
  　　7％炭酸水素ナトリウム 50mL を緩徐に静注
  ③準緊急治療（効果発現に 1〜6 時間程度）
  　　フロセミド静注＋輸液
  ④血液透析の施行考慮
  　　注意：上記①②は一時的に細胞内に K をシフトさせているだけなので，
  　　体外に除去するためには③④が必要となる．
- 血清 K＞6.0〜6.5mEq/L 以上で心電図変化を伴わない
  上記②〜④を考慮
- 血清 K＜5.5mEq/L 以上で心電図変化を伴わない
  原因を除去し，K 制限食やカリウムイオン交換樹脂内服を考慮

すべきは，①②は細胞外のカリウムを一時的に細胞内に移動させただけで，効果は一時的である．そのため，体外にカリウムを除去するためには尿から体外へ排泄させるか，血液透析が必要となる．

▶2. 高 K 血症の鑑別

　高 K 血症の原因として，①カリウム摂取過剰，②細胞内から細胞外へのシフト，③腎臓でのカリウム排泄低下の 3 つのパターンが単独，または複合的に生じていると考えられる．これらの鑑別のため，まず腎臓におけるカリウム排泄を確認する．腎臓におけるカリウム排泄能を評価する最も良い指標は 24 時間蓄尿によるカリウム排泄量である．しかしながら本症例のような救急患者においては，来院時にはスポット尿で評価せざるを得なく，尿 K/Cr 比（基準値 60〜120mEq/gCr）や FE$_K$（fractional excretion of K）（基準値 10〜20％）を用いることがあるが，これらは正確でないことが多く，評価が難しいことを認識しておかなければならない．本症例におけるスポット尿では，尿 K/Cr 40mEq/gCr であり，③腎臓でのカリウム排泄低下が存在すると推察された．

　本症例の鑑別をする上で，病歴や薬剤内服歴も重要である．本症例は慢性腎臓病を有しており，直近での推算糸球体濾過値は 27.3mL/分/1.73m^2 であった．腎機能が低下するとカリウム排泄が低下するため高 K 血症を発症しうると考えられるが，一般的には GFR 15mL/分まで維持されることが多い（Case 11 を参照）．しかし，本症例のように RAS 阻害薬（レニン-アンジオテンシン-

アルドステロン系阻害薬）を内服している患者では GFR 15mL/ 分以上でも腎集合管からのカリウム排泄が障害され，高 K 血症を発症することがあり，さらに RAS 阻害薬を多剤内服していると頻度が増す．加えて数日間脱水が持続したことにより腎集合管に到達する尿流（Na）が減少し，これにより腎集合管からカリウム排泄が障害されたことも高 K 血症の増悪因子と考えられる．

治療法はどうする？

救急外来来院時に直ちにグルコン酸 Ca 10mL を 5 分かけて静脈投与した．引き続きグルコース・インスリン療法が施行された．具体的には 50％ブドウ糖液 50mL と即効型インスリン 10 単位を静注し，血清 K 6.9mEq/L まで低下した．

前述のようにグルコース・インスリン療法は細胞外 K を一時的に細胞内に流入させるのみであり，「フロセミド静注＋輸液」または透析療法にて体外に排泄する必要がある．本症例では来院時心電図異常を伴う高度な高 K 血症を呈していたことを考慮し，集中治療室入院後に血液透析療法が開始された．透析開始 2 時間後には血清 K 濃度 5.5mEq/L まで低下し，4 時間後には 4.2mEq/L まで低下したため第 1 回透析を終了した．第 2 病日は細胞内に貯留していたカリウムからリバウンドのため血清 K 5.8mEq/L となっていたため，第 2 回透析を施行し，透析後血清 K 3.5mEq/L まで低下したため透析を離脱した．

透析離脱後，病態が安定した後にアジルサルタン 20mg，シルニジピン 10mg，フロセミド 20mg を再開し，スピロノラクトンは中止とした．退院時血清 K 3.8mEq/L，退院 2 週間後の外来で血清 K 4.2mEq/L と再上昇はみられていない．

以上より，本症例の高 K 血症は，"RAS 阻害薬 2 剤内服＋脱水による K 排泄障害" が原因と評価した．

病態の解説

慢性腎臓病により糸球体濾過値が低下すると，残存ネフロンにおける K 排泄能が亢進するため，通常の食事摂取で高 K 血症が発症するのは GFR が 15mL/ 分に低下するまで稀である．そのため，GFR 15mL/ 分以上で高 K 血症が発症するには，それを助長する追加因子が加わることが一般的である．内服薬や心不全増悪，脱水などが追加因子としてあげられる．

8 真夏に出現した RAS 阻害薬による AKI（急性腎障害）と高 K 血症

　近年の高血圧，慢性腎臓病，慢性心臓病診療において，多くの患者で RAS 阻害薬が使用されている．これらの患者の多くで腎機能低下を有しており，腎集合管でカリウム排泄を阻害する RAS 阻害は高 K 血症のリスクとなり得る．ただ，RAS 阻害薬単剤で高 K 血症を呈することは少ないと考えられる．高血圧や慢性腎臓病，慢性心不全患者における RAS 阻害薬による高 K 血症の検討では，RAS 阻害薬単剤での高 K 血症発症はそれぞれ 2%以下，5～10%，5～10%であり，多剤併用にすることで高 K 血症の発現頻度が上昇すると報告されている[1]．近年の研究で重症心不全患者に対し，ACE 阻害薬に加えてアルドステロン拮抗薬併用の有用性が報告され[2]，以降循環器領域において ACE 阻害薬にアルドステロン拮抗薬を併用する症例が増加している．しかしながら，これらのように RAS 阻害薬を多剤併用したことにより高カリウム血症による関連死が有意に増加しており[3]，その危険性が示唆されている．その他の併用薬に関しては，高齢者がしばしば内服している非ステロイド系消炎鎮痛薬（NSAIDs）服用も高 K 血症を助長する恐れがあり，注意を払う必要がある．

　本症例のように RAS 阻害薬内服中の慢性腎障害患者における AKI・高 K 血症において最も重要な増悪因子は体液量減少である．Onuigbo は，RAS 阻害薬単剤内服中に数日間の脱水を併発し，急性腎障害と高 K 血症を呈した例を報告している[4]．McGuigan らは，エナラプリル単剤内服中の患者が下痢発症後に血清 K 9.4mEq/L に上昇し，緊急透析を要した症例を報告している[5]．この著者らは，このような症例は救急病院を受診することがほとんどであるため，RAS 阻害薬を日常で処方している一般臨床医がこの病態を認識する重要性を訴え，さらに sick day 対策をとることを推奨している[5]．つまり，前述のように GFR 15mL/ 分以上が維持されている慢性腎臓病の患者であっても，脱水などの因子が加わることにより重篤な AKI・高 K 血症を発症することがある．Sick day 対策とは，これを予防するために食思不振や嘔吐・下痢などの体液量が減少するイベントが発症した際は，自己判断にて RAS 阻害薬を一時中断し，イベントが改善したら RAS 阻害薬を再開するように指導することである．これにより重篤な高 K 血症や急性腎障害を予防・軽減できると考えられる．

■文献

1) Weir MR, Rolfe M. Potassium homeostasis and renin-angiotensin-aldosterone system inhibitors. Clin J Am Soc Nephrol. 2010; 5: 531-48.

2) Pitt B, Zannad F, Remme WJ, et al.The effect of spironolactone on morbidity and mortality in patients with severe heart failure. Randomized Aldactone Evaluation Study Investigators. N Engl J Med. 1999; 341: 709-17.

3) Juurlink DN, Mamdani MM, Lee DS, et al. Rates of hyperkalemia after publication of the Randomized Aldactone Evaluation Study. N Engl J Med. 2004; 351: 543-51.

4) Onuigbo MA. Does concurrent renin-angiotensin-aldosterone blockade in (older) chronic kidneydisease patients play a role in the acute renal failure epidemic in US hospitalized patients ?--Three cases of severe acute renal failure encountered in a northwestern Wisconsin Nephrology Practice. Hemodial Int. 2009; 13: S24-29.

5) McGuigan J, Robertson S, Isles C. Life threatening hyperkalaemia with diarrhoea during ACE inhibition. Emerg Med J. 2005; 22: 154-5.

〈藤倉知行，安田日出夫〉

Case

9 ST 合剤による高カリウム血症

Ⅱ カリウム代謝の異常

Summary

❶ ST 合剤（バクタ®）は低用量の内服によっても高カリウム（K）血症を惹起する.

❷ ST 合剤に含まれるトリメトプリムが皮質集合管主細胞のアミロライド感受性ナトリウム（Na）チャネルを阻害することで腎臓での K 排泄が低下し，高 K 血症を発症している可能性がある.

❸ 慢性腎不全や ARB/ACEI・NSAIDs の使用は低用量〜通常用量 ST 合剤使用における高 K 血症の発症のリスクファクターである可能性がある.

症例提示　63 歳，女性．2 型糖尿病および高血圧のため通院しアンジオテンシン Ⅱ 受容体拮抗薬（angiotensin Ⅱ receptor blocker: ARB）および dipeptidyl peptidase（DPP）-4 阻害薬を内服していた．受診 1 日前から残尿感と下腹部痛を自覚し，受診当日には右背部痛と 38℃ 台の発熱を認めたため受診された．受診時の体温は 38.6℃ であり　血圧 123/75mmHg，HR 91/ 分，呼吸数 20/ 分であった．ラ音や心雑音は聴取しなかった．腹部は平坦であり圧痛は認められなかった．肋骨脊椎角叩打痛が右側で陽性であった．血液検査所見は白血球 11,000/μL，赤血球 401×10^4/μL，ヘモグロビン 11.8g/dL　血小板 22×10^4/μL，Na 135mEq/L，K 4.1mEq/L，Cl 99mEq/L，BUN 18mg/dL，Cr 0.9mg/dL，CRP 8.5mg/dL であった．尿検査所見は潜血 1+，尿蛋白 1+，尿中白血球反応 3+ であった．腹部超音波では右腎の腫大が認められたが，明らかな水腎症は認められなかった．単純性急性腎盂腎炎と診断しバクタ®（トリメトプリム 80mg　スルファメトキサゾール 400mg）

を4錠/日，5日間処方した．5日後の血液検査でNa 127mEq/L，Cl 92mEq/L，K 5.9mEq/L，BUN 20mg/dL，Cr 1.0mg/dLと低Na血症および高K血症を認め緊急入院となった．

症例へのアプローチおよび鑑別法

▶1. 高K血症へのアプローチ

　　高K血症に遭遇したら，まずは心電図を撮影し致死的な心電図変化の有無を評価する．致死的な心電図異常を認めた場合は心筋細胞興奮抑制を目的にCa製剤の投与やインスリン投与によるK値の補正を考慮する．場合によっては血液透析の適応も検討する．本症例の心電図ではテント状T波が認められたもののP波の消失やQRS幅の開大は認められなかった．カルシウム製剤やインスリンの投与，緊急血液透析は不要と判断し原因の鑑別を進める方針とした．

▶2. 高K血症の鑑別

　　入院後の血液検査ではK 6.0mEq/Lであり溶血や採血時の筋緊張による偽性高K血症は否定的であった．血清K濃度が上昇する病態は，①細胞内から細胞外へのシフト，②摂取量の増加，③排泄量の低下，の3つのパターンが想定される．本症例の動脈血液ガス分析ではpH 7.35，$PaCO_2$ 30mmHg，HCO_3^- 21.5mmol/L，アニオンギャップ（AG）13.5 とAGがほぼ正常の代謝性アシドーシスを認めた．pHが0.1低下すると血清K値に代謝性アシドーシスで0.6mEq/L，呼吸性アシドーシスで0.3mEq/L上昇する．また，AGが上昇する乳酸アシドーシスや有機酸アシドーシスでは，細胞内外への影響は与えない．血糖は95mg/dLと正常値であった．このように糖尿病によるインスリン作用低下やアシドーシスによる細胞外へのシフトのみでは本症例の高K血症は説明できないと考えられた．前回受診時より食事内容は変化なく，漢方やサプリメントを含めた薬剤の変更もなかったことからK摂取量の過剰も否定的と考えられた．このように本症例ではK排泄量の低下による高K血症が疑われた．24時間蓄尿によるK排泄量を評価することが好ましいが，蓄尿を得られない場合はスポット尿を用いて尿K/Cr比を算出し1日のK排泄量を推定する（表1）．糸球体で濾過されたKのうち何％が尿中に排泄されたかを示す

表1 尿中K排泄の評価方法

	予測値	利点	欠点
24時間K排泄量	40〜100mEq/日 ※最大10mEq/日（>400mEq/日）とされているが，高K血症で80〜100mEq以上であればK摂取過剰が疑われる．	・24時間でのK排泄量を正確に評価できる．	・24時間蓄尿が必要であり煩雑
尿中K/Cr比	40〜100mEq/gCr ※24時間K排泄量と同様の解釈．	・スポット尿で評価可能	・体格や食事内容によるCr排泄量のばらつきの影響を受ける
Fractional excretion（FE$_K$）	10〜20%	・スポット尿で評価可能	・GFRによって予測値が変わる

fractional excretion（FE$_K$）も参考となる．また transtubular K gradient（TTKG）という皮質集合管でのアルドステロン作用の指標が存在する．TTKGは皮質集合管での下流では浸透圧物質の吸収および分泌が行われないという仮定を前提とした指標であるが，内部髄質集合管で大量の尿素が再吸収されていることが明らかとなったことから仮定が誤りであることが判明したため，近年はTTKGを用いないことが勧められている．入院時の検査では　尿中K/Cr 33mEq/gCr，FE$_K$ 9%と腎臓からのK排泄低下が疑われたが腎機能低下は認められなかった．ARBによって腎臓からのK排泄が低下することも知られているが，これまでのARBの内服期間に高K血症をきたしたことがないこと，ST合剤投与後から血清K値の上昇を認めていたことからST合剤による高K血症を強く疑った．

治療法はどうするか？

ST合剤による高K血症を疑ったことからバクタ®を中止の方針とした．高K血症の増悪因子であると考えられたためARBもCa拮抗薬へ変更した．入院3日後の採血ではNa 135mEq/L，K 4.8mEq/L，BUN 18mg/dL，Cr 0.9mg/dLと低Na血症および高K血症の改善が得られた．

▶【考察】

ST合剤はトリメトプリムとスルファメトキサゾールの合剤であり，両薬剤

ともに細菌の葉酸経路を阻害することによって殺菌作用を示す．広域のスペクトラムをもち，尿路感染症など様々な細菌感染症に対して使用されている．また細菌感染症だけではなくニューモシスチス肺炎に対する高用量投与（トリメトプリム 180〜240mg，スルファメトキサゾール 900〜1,200mg）やニューモシスチス肺炎予防を目的とした小用量投与（トリメトプリム 20mg，スルファメトキサゾール 100mg）など様々な場面でも使用されている．血球減少や皮疹などの副作用に加え，低 Na 血症や高 K 血症といった電解質異常の原因となることも広く知られている．

　ニューモシスチス肺炎に対して ST 合剤が高容量高投与（トリメトプリム 20mg/kg，スルファメトキサゾール 100mg/kg）された患者とコントロールを比較した後ろ向き検討された報告では，ST 合剤が高用量投与（トリメトプリム 20mg/kg，スルファメトキサゾール 100mg/kg）された患者で K 4.1mEq/L から 5.2mEq/L への上昇（投与後 9.8±0.5 日）を認めたのに対し，投与されていない患者で血清 K 濃度の変化は認められなかった．この報告では，ST 合剤が高用量投与された患者の 28% が 5.5mEq/L 以上の高 K 血症を発症した[1]．

　ST 合剤による高 K 血症発症のメカニズムは腎臓からの K 排泄低下と考えられている．高 K 血症の場合，腎臓からの K 排泄能が保たれていれば尿中 K/Cr は>150mEq/gCr，FE_K は 20% にまで増やすことができるが，本症例では，尿中 K/Cr 33mEq/gCr，FE_K 9% と腎臓からの K 排泄が低下していた．ST 合剤中のトリメトプリムは皮質集合管の主細胞アミロライド感受性 Na チャネルを阻害し，尿細管管腔内の陰性電荷が減弱することで主細胞からの K 排泄が低下することが報告されている[2]．

　通常用量（トリメトプリム 80mg，スルファメトキサゾール 400mg）[3] やニューモシスチス肺炎予防目的の低用量の使用[4]でも高 K 血症を惹起する報告があり注意を要する．特に尿中 K 排泄の低下する腎不全患者やレニン−アンジオテンシン系阻害薬，非ステロイド性抗炎症薬（non-steroidal anti-inflam-matory drug: NSAID），β阻害薬といった高 K 血症の原因となる薬剤を内服している患者では高 K 血症の発症リスクが高くなる可能性があり併用には注意が必要である[5]．本症例も通常用量の ST 合剤（トリメトプリム 80mg，スルファメトキサゾール 400mg）で高 K 血症を発症しており ARB との併用が影響していたかもしれない．

　ST 合剤の中止によって尿中 K/Cr 比，FE_K は上昇し[4] 血清 K 値は速やかに低下する．ST 合剤投与開始後に高 K 血症を発症した場合，ST 合剤を中止する

必要がある.

■文献

1) Greenberg S, Reiser IW, Chou S-Y, et al. Trimethoprim-sulfamethoxazole induces reversible hyperkalemia. Ann Intern Med. 1993; 119: 291-5.

2) Velazquez H, Perazella MA, Wright FS, et al. Renal mechanism of trimethoprim-induced hyperkalemia. Ann Intern Med. 1993; 119: 296-301.

3) Alappan R, Perazella MA, Buller GK. Hyperkalemia in hospitalized patients treated with trimethoprim-sulfamethoxazole. Ann Intern Med. 1996; 124: 316-20.

4) Higashioka K, Niiro H, Yoshida K, et al. Renal insufficiency in concert with renin-angiotensin-aldosterone inhibition is a major risk factor for hyperkalemia associated with low-dose trimethoprim-sulfamethoxazole in adults. Intern Med. 2016; 55: 467-71.

5) Antoniou T, Gomes T, Juurlink DN, et al. Trimethoprim-sulfamethoxazole-induced hyperkalemia in patients receiving inhibitors of the renin-angiotensin system. Arch Intern Med. 2010; 170: 1045-9.

〈後藤大樹, 安田日出夫〉

Case

10 抗凝固薬による高カリウム血症

Summary

❶ ヘパリンやナファモスタット持続投与中に高カリウム（K）血症を惹起しうる.

❷ ヘパリンはアルドステロン合成阻害，ナファモスタットは皮質集合管（CCD：cortical collecting duct）のナトリウム（Na）チャネル阻害が高 K 血症をきたす.

❸ 上記薬剤使用中は高 K 血症の出現に注意し，高度な高 K 血症を認めた際は中止する.

症例提示　65 歳，女性（体重 60kg）. 重症急性膵炎を発症. 膵炎治療のためナファモスタット 240mg/ 日の経静脈持続投与が開始された. その後, 血清クレアチニン値は 1.3mg/dL（クレアチニンクリアランス 30mL/min）と保たれていたが，第 8 病日にベースの血清 K 値 3.5mEq/L から5.2mEq/L まで上昇した.

症例へのアプローチおよび鑑別疾患

▶1. 高 K 血症へのアプローチ

　　高 K 血症のファーストアプローチは致死的な状況かを判断することである. 血清 K 値が上昇するにつれ心電図で T 波の増高，P 波の消失，QRS 幅の開大，高度徐脈，心室細動を認める. 次に蓄尿，FE_K などを用いて尿 K 排泄低下があるかを判断し，排泄低下がなければ K 摂取過多や K が細胞外にシフトする病態を考える. 本例では血清 K 値高値に比して蓄尿での尿中 K 排泄が 20mEq/ 日と低値であった. また，FE_K 13%であったため尿 K 排泄低下と判断した. 蓄

Ⅱ
カリウム代謝の異常

107

尿が難しい場合は尿中 K/Cr 比も参考にする.

なお以前は K 排泄の指標として transtubular K gradient（TTKG）を用いることがあったが 2011 年に TTKG の提唱者である Halperin 自ら TTKG を指標として用いる際の仮定が崩れたため TTKG では K 排泄を評価できないとしている[1].

▶2. 高 K 血症の鑑別

尿 K 排泄低下と評価された場合，高 K 血症の鑑別として腎不全（GFR＜15mL/min），高 K 性尿細管アシドーシス（糖尿病，SLE，Sjögren 症候群における低レニン低アルドステロン症候群や間質障害など），原発性副腎不全などの低アルドステロン症，K 保持性利尿薬の使用，アミロライド，ST 合剤，ナファモスタットなどによる CCD の Na チャネル異常などがあがる．本例では高度な腎障害や低アルドステロン血症は認めず，ナファモスタット持続投与中に血清 K 値が上昇したことよりナファモスタットによる高 K 血症と診断した．

治療法はどうする？

心電図異常を伴う重度な高 K 血症の場合は速やかにナファモスタットを中止し，Ca 製剤投与や GI 療法，場合によっては血液透析による K 除去などを検討する．本例は心電図異常を伴わず，K の上昇も軽度であったため適宜血清 K 値や尿中 K 排泄をモニタリングしながらナファモスタットの投与を継続した．

病態の解説

ナファモスタットにより高 K 血症が誘発されることが知られている．その機序としてナファモスタットの代謝産物である p- グアニジド安息香酸(PGBA: p-guanidinobenzoic acid）や 6- アミジノ -2- ナフトール（AN: 6-amidino-2-naphthol）は尿や便から排泄されるが，これら代謝産物が直接 CCD の Na チャネルを阻害することで K 排泄障害をきたす[2].

糸球体で濾過された K のほとんどは近位尿細管で再吸収されるため腎での K 排泄の調節は主に CCD で行われる．ナファモスタットにより CCD の Na チャネルが阻害されると Na の再吸収が阻害され，尿細管腔の陰性荷電で形成される電位勾配が少なくなり，K 排泄が減少する（図 1）．また，CCD 主細胞内の Na 濃度も減少し，血管側の Na^+-K^+-ATPase の発現も低下し，主細胞内の

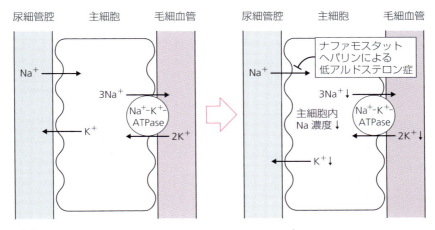

図1 皮質集合管におけるナファモスタットやヘパリンがK$^+$分泌に与える影響

Kプールも減少させることでもK排泄を低下させる.

実際尿中K排泄はナファモスタット投与3時間後から有意に低下し[3],血清K値も報告により差はあるが12時間後から9日後に上昇し,多くは5日以内の発症であった[4-6].

またヘパリンの投与でも高K血症を認めることがあり,高K血症をきたすメカニズムとしてはアルドステロンの合成阻害といわれている.これによりK排泄低下をきたす(図1).K排泄低下はヘパリン投与1～3日目から認め,中止して1～3日で元に戻る.このため3日以上ヘパリンを投与する患者には血清K値の定期的なモニタリングが必要である[7].

■文献

1) Kamel KS, Halperin ML. Intrarenal urea recycling leads to a higher rate of renal excretion of potassium: an hypothesis with clinical implications. Curr Opin Nephrol Hypertens. 2011; 20: 547-54.
2) Muto S, Imai M, Asano Y. Mechanisms of hyperkalemia caused by nafamostat mesilate. Gene Pharmacol. 1995; 26: 1627-32.
3) 岡本健志, 丸川征四郎, 速水 弘, 他. メシル酸ナファモスタットのレニン-アルドステロン系に及ぼす影響. 麻酔. 1992; 41: 326-30.
4) 大河原晋, 斎藤幹郎, 矢作友保, 他. メシル酸ナファモスタットにより高カリウム血症をきたした2症例. 透析会誌. 1995; 28: 1269-72.
5) 藤林哲男, 小野靖志, 杉浦良啓, 他. 持続血液濾過中にメシル酸ナファモスタット

により高カリウム血症をきたした急性膵炎の 2 例. 蘇生. 1999; 18: 144-7.
6) 首藤聡子, 首藤　誠, 新井達潤. メシル酸ナファモスタットが原因と思われた高 K 血症の 4 例. 臨床麻酔. 1993; 17: 1241-2.
7) Oster JR, Singer I, Fishman LM. Heparin-induced aldosterone suppression and hyperkalemia. Am J Med. 1995; 98: 575-86.

〈田代　傑, 安田日出夫〉

Case

11 腎機能低下に伴う高カリウム血症

Summary

❶ 糸球体濾過値（glomerular filtration rate：GFR）15mL/分/1.73m²以上の腎機能があれば，通常の食事によるカリウム（K）摂取量を排泄することができる．

❷ 糖尿病やレニン–アンジオテンシン系阻害薬の服用など，低アルドステロン症が合併していると高K血症になりやすい．

❸ CKD患者での高K血症の原因対策には，食事摂取，服薬状況の確認が大切である．

❹ CKDステージ3b以上ではK 1,500mg/日の制限食指導を行う．

Ⅱ

カリウム代謝の異常

症例提示 80歳，男性．高血圧，慢性腎臓病（chronic kidney disease：CKD），脂質異常症のため近医通院中であった．内服薬はアムロジピン10mg，アトロバスタチン10mg．1月の血液検査では血清クレアチニン（SCr）3.50mg/dL，推算糸球体濾過量（eGFR）14.5 mL/分/1.73m²，血清K 5.0 mEq/Lであった．8月ふらつくようになり，近医受診．血圧108/50mmHg，P 60/分，SCr 4.20mg/dL，eGFR血清K 7.8mEq/Lと腎機能低下進行と高K血症を認め，腎臓内科紹介受診．

意識清明．血圧98/42mmHg，P 60/分，血液ガス pH 7.320，PCO_2 33.6mmHg，PO_2 88.2mmHg，HCO_3 18.2mmol/L，生化学：Na 138mEq/L，K 7.7mEq/L，Cl 108mEq/L，Alb 3.4g/dL

ECGでp波消失し洞停止でwide QRS波の固有心室調律による補充収縮が60/分みられた．外来でカルシウム製剤投与およびグルコース・インスリン療法を行いつつ，一時的体外式ペーシングを行った．さらに，緊急血液透析を開始し，透析開始2時間後に洞調律に回復した．

JCOPY 498-12380

111

後の聴取にて夏に食欲が低下し，その代わりにバナナ，夏みかんなど果物や野菜を多く摂取するようになったとのことであった．

症例へのアプローチおよび鑑別法・最終診断名

▶1．高 K 血症へのアプローチ

　血清 K 値は，摂取と排泄，細胞内外の分布によって決定される．摂取としては，食事の摂取状況，食事内容を聴取する．排泄としては，尿中排泄の指標として尿中 K/Cr 比，FE_K，1 日 K 排泄量を参考にする．さらに，CKD では腸管からの K 排泄が増えており，便通に関しても聴取する．また，尿中 K 排泄能を低下させるレニン - アンジオテンシン系阻害薬，β 阻害薬，ST 合剤などの服薬内容を調査する．細胞内外の分布の指標としては，血液ガスを評価する．

▶2．高 K 血症の鑑別

　腎機能が低下している CKD 症例では最大尿中 K 排泄能も低下しているが，通常の食事摂取量では高 K 血症にはなりにくい．高 K 血症になるには，腎機能低下に加えて＋α の理由がある．ここでは，高 K 血症をきたす原因として腎機能低下に加えて＋α の原因鑑別を行う．

①食事摂取状況

　K を多く含む食品は，いも類，野菜，果物などである（表1）．バナナ中 1 本（150g）で 540mg，夏みかん 1 個（300g）570mg であり，本症例の場合，1 日 2 個ずつ摂取が増えるとおよそ 2,200mg 程度の K 摂取が増える．食欲が低下し，K 摂取量が半分になったとして K 1,200mg/ 日とすると，1 日 3,400mg の K 摂取量となる．CKD ステージ 5 で最大で K 排泄量を 2,000mg/ 日と見積もっても，果物を普段よりも多く摂取しただけで高 K 血症の原因となることがわかる．

②低アルドステロン症の鑑別

　低アルドステロン症が合併すると尿中 K 排泄能は低下し，容易に高 K 血症に陥る．CKD 症例で低アルドステロン症をきたす代表的な原因は，1）レニン - アンジオテンシン系阻害薬（ACE 阻害薬，アンジオテンシン II 受容体拮抗薬，ミネラロコルチコイド受容体阻害薬など），β 阻害薬，2）IV 型尿細管アシドー

表1 1食分のK含有量

果物	バナナ	夏みかん	メロン	いちご	柿
量	中1本 (150g)	1個 (150g)	1/8個(80g)	中3個(60g)	1個 (200g)
K含有量 (mg)	540	570	272	102	340
緑黄色野菜	西洋かぼちゃ	グリーンアスパラ	ミニトマト	ブロッコリー	ピーマン
量	煮物 中2個 (60g)	茹で2本 (50g)	中2個(34g)	茹で3房 (30g)	炒め 小1個 (30g)
K含有量 (mg)	258	130	99	54	60
淡色野菜	なす	白菜	きゅうり	レタス	キャベツ
量	茹で 中1個 (100g)	茹で 中1枚	1/3本(30g)	生 葉2枚 (50g)	生 中葉2枚 (100g)
K含有量 (mg)	180	160	60	100	200
根菜	切り干し大根	大根	かぶ	ごぼう	にんじん
量	煮物小鉢 (10g)	茹で 厚さ 1cm (50g)	茹で 小1個 (70g)	茹で 中1/3本 (75g)	茹で 小1/3本 (30g)
K含有量 (mg)	320	105mg	215	158	72
いも類	里芋	じゃがいも	さつまいも	焼き芋	干し芋
量	水煮 中1個 (80g)	水煮中1個	蒸し 50g	中1/5個 (50g)	2枚 30g
K含有量 (mg)	448	170	245	270	294
豆類	納豆	おから	いんげん	絹ごし/木綿豆腐	大豆
量	小カップ 30g	50g	茹で 20g	100g	茹で 10g
K含有量 (mg)	198	175	94	150/140	57
飲料水	玉露	煎茶	缶コーヒー	青汁	ペットボトル緑茶
量	1杯 (150mL)	1杯 (150mL)	1缶 (200mL)	1杯	1杯 (500mL)
K含有量 (mg)	510	40	200	250	75

シス（低レニン性低アルドステロン症）があげられる．服薬状況を確認して，低アルドステロン症をきたす薬剤がないかを確認する．また，IV型尿細管アシドーシスは，糖尿病に併発することが多い．特に糖尿病性腎症では腎機能が高度に低下していなくても高K血症になる可能性があり注意が必要である．本症例では，これらの薬剤の服用なく，糖尿病性腎症でもないことから，低アルド

ステロン症でないと判断した.

③血液ガス

酸塩基平衡を評価して,細胞内外のKの移動から血清K値に与える影響を評価する.pHが0.1上昇すると血清K値は0.3mEq/L低下し,pHが0.1低下すると血清K値は代謝性アシドーシスでは0.6mEq/L上昇し,呼吸性アシドーシスでは0.3mEq/L上昇する.アニオンギャップが上昇する乳酸や有機酸が蓄積するアシドーシスの場合は,血清K値には影響を与えない.本症例では,アシデミアによって0.6mEq/L程度の血清K値上昇していたと考えられた.

治療法はどうする?

高K血症ではまず,速やかに血清K値を低下させる必要のある高K緊急症かどうかを判断する.高K緊急症は,高K血症に伴う身体症状(脱力,麻痺など)を認める症例,血清K>6.5mEq/L(慢性的な高K血症ではK>7.0mEq/L),心電図変化を認める症例,細胞崩壊が進行している症例,などである.つまり,Kを体外へ排泄させる根本的治療の効果が発現する前に,さらに血清K値が上昇することが予想されたり,致死的不整脈を発症する可能性が高い症例である.心電図をとり,高K血症に特徴的な心電図変化(T波の増高,PR間隔の延長,QRS幅の開大,P波の消失,さらに進行すると洞停止など)の有無を確認する.高K緊急症では速やかにCa製剤を投与して致死的不整脈の予防処置を行う.具体的な方法は,グルコン酸カルシウム(Ca)10mLを2~3分かけて静注する.ジギタリス服用者では血清Caの上昇によりジギタリス中毒が惹起されるが,ジギタリス服用者における高K血症でもグルコン酸Ca 10mLを5%ブドウ糖液100mLに溶解・希釈し,30分かけて緩徐に投与するなどしてCa製剤を投与すべきとされている[1].

引き続いて血清K値を低下させる処置を行う.緊急処置として行うべきは,効果発現までに要する時間が約10分と早いグルコース・インスリン療法である.ただし,Kを低下させる効果は一時的であるため,後にKを体外へ排泄させる方法を実施する.インスリンは骨格筋細胞のNa-K-ATPaseの活動性を亢進させることにより,Kを細胞内へシフトさせる.このインスリンのK低下作用を利用したのがグルコース・インスリン療法であり,低血糖予防のためにインスリン1単位あたり5~10gのブドウ糖を同時に投与する.具体的には,10%ブドウ糖液500mLにインスリン5~10単位を混注し60分以上かけて点滴静注する方法や,50%ブドウ糖液50~100mLにインスリン5単位を混注し

てボーラス投与する方法がある．糖尿病患者などで高血糖を認める場合にはブドウ糖含有量を少なめにするか，インスリン単独で投与するなど，症例に応じてインスリンとブドウ糖の比率を調整する．また，ボーラス投与では低血糖をきたしやすいため，血糖値を再測定するなど注意が必要である[2]．

　グルコース・インスリン療法を行うことにより，細胞崩壊などで K が細胞外へ放出され続けている状態でなければ，ほとんどの症例で K 値は一時的に低下させられるか，上昇を阻止できる．これらの緊急処置を行ったら，高 K 血症の原因を鑑別し，病態に応じた治療を追加する．

　本例では高カリウム血症による洞停止となり，心室補充収縮によりかろうじて血圧が保たれている状態であった．外来での緊急処置としてグルコン酸 Ca 投与とグルコース・インスリン療法（10％ブドウ糖液 500mL ＋インスリン 10 単位を 60mL/hr で点滴静注）を開始し，一時的体外式ペーシング設置を行った．受診 2 時間後の血液透析開始時に血清 K 7.4mEq/L と低下を認めていた．洞調律に回復した時点での血清 K は 6.0mEq/L であった．4 時間の血液透析を行った．透析終了後血清 K 値のリバウンド現象があるため，第 2 病日まで GI 療法を継続し，血清 K 5.4mEq/L にてグルコース・インスリン療法を終了し，食事（K 制限食）を開始した．第 3 病日には血清 K 4.8mEq/L へと改善し，体外式ペーシングリードを抜去した．重曹投与追加し，高 K 血症をきたさないようにするために 1 日 1,500mg の K 制限の栄養指導を行い，第 5 病日に退院となった．CKD ステージ G3b 以上であれば，1 日 1,500mg の K 制限をすることが勧められている[3]．

病態の解説

　摂取 K の 90％が尿から，10％は便により排泄される．尿中 K 排泄能は腎機能正常時最大 10mEq/kg とされている．腎機能が低下するとそれに伴って尿中 K 排泄能が低下するが，消化管からの排泄率が最大 30％程度にまで増加する．通常の食事における 1 日 K 摂取量は 1mEq/kg と考えられ，例えば 60kg の症例であれば，60mEq（2,340mg）の K 摂取量となる．このシュミレーション上，尿中 K 排泄量は最大で 600mEq/ 日であり，K 60mEq（2,340mg）/ 日の摂取ではは高 K 血症にはならない．腎機能が低下し，糸球体濾過値が 15mL/min 未満になると，K 排泄能は 1/10 程度にまで低下し，60kg の症例の場合 60mEq（2,340mg）/ 日程度になる．この 60mEq（2,340mg）という K 排泄能は通常の K 摂取量と同等であり，通常の K 摂取では高 K 血症には

ならない．しかしながら，K 摂取量がこれよりも多くなると高 K 血症をきたすようになる．本症例においても，通常の食事であれば高 K 血症にならなかったかもしれないが，果物の摂取量が増えたこと，腎機能低下が進んだことで高 K 血症に陥ったと考えられる．尿中 K 排泄量は集合管主細胞からのアルドステロン依存性 K 分泌によってほぼ規定されるため，アルドステロン作用が減弱している場合尿中 K 排泄能は腎機能に関わらず低下する．そのため，糖尿病に合併しやすい低アルドステロン症や，アルドステロン分泌能を低下させるレニン−アンジオテンシン系阻害薬や β 阻害薬の服用は，GFR が 15mL/ 分 /1.73m^2 以上においても通常の K 摂取量で高カリウム血症はきたし得る．実際，65％にレニン−アンジオテンシン系阻害薬，50％に糖尿病を罹患している米国退役軍人 7 万人の CKD 患者のデータベースでは，CKD ステージ 3 でおよそ 20％，ステージ 4 でおよそ 40％，ステージ 5 で 60％近くに血清 K 6mEq/L を超えることがあった．CKD 全体的には 2.7 人 /100 人・月の頻度で高カリウム血症がみられた．

このように CKD の多くは糖尿病を合併していたり，レニン−アンジオテンシン系阻害薬を服用しており，低アルドステロン症の病態を伴っているため，K 摂取量が増えるとそれだけ高 K 血症になるリスクが高くなる．低アルドステロン症が合併していなければ，CKD ステージ 4 において果物を多く摂取しても高 K 血症にはならない[4]．

■文献

1) Mount DB, Zandi-Nejad K. Disorders of potassium balance. In: Brenner BM, editor. Brenner and Rector's The Kidney, 8th ed. Philadelphia: WB Saunders; 2008. p.547.

2) Allon M, Copkney C, et al. Albuterol and insulin for treatment of hyperkalemia in hemodialysis patients. Kidney Int. 1990; 38: 869-72.

3) 日本腎臓学会. 腎臓病に対する食事療法基準 2014 年版. 日腎会誌. 2014; 56: 553-99.

4) Goraya N, Simoni J, Jo CH, et al. A comparison of treating metabolic acidosis in CKD stage 4 hypertensive kidney disease with fruits and vegetables or sodium bicarbonate. Clin J Am Soc Nephrol. 2013; 8: 371-81.

〈片橋尚子，安田日出夫〉

Case

12 熱中症による横紋筋融解に伴う電解質異常

Summary

❶ 横紋筋融解症では高カリウム血症，高リン血症，低カルシウム血症を生じる．

❷ 横紋筋融解症による高カリウム血症では，時に急速に血清 K 値が上昇することがあり迅速な対応が必要である．

❸ 横紋筋融解症では，回復期に高カルシウム血症を生じることがある．

症例提示

　78歳，男性．生来健康であり独居で生活していた．7月下旬，畑仕事の最中に発汗・ふらつきを自覚し，仕事を中断して帰宅するも自宅でそのまま動けなくなってしまった．2日後，連絡がとれないことを心配した娘に自宅で倒れている所を発見され救急要請となった．救急隊現着時，室内は蒸し暑く，熱中症の疑いで当院へ救急搬送となった．受診時GCS: E2V2M4 と意識障害を認め，血圧 86/48mmHg，心拍数 114/分とショック状態であった．体温は直腸温にて 40.2℃の発熱を認めた．頭部 CT では意識障害の原因は明らかでなく，全身 CT にて発熱の focus はみつからなかった．血液検査では，肝酵素上昇（AST 628IU/L，ALT 318IU/L），腎機能低下（Cr 4.59mg/dL），CK 上昇（52,800IU/L），電解質異常（K 6.0mEq/L，P 6.5mg/dL，Ca 7.4mg/dL）がみられた．尿検査では，尿定性〔尿潜血（3＋）〕と尿沈渣（RBC 0-4/HPF）に解離がみられた．上記経過より熱中症Ⅲ度，横紋筋融解，急性腎障害と診断し，入院加療の方針とした．

Ⅱ

カリウム代謝の異常

症例へのアプローチおよび鑑別法

▶1. 高カリウム血症

体内の総Kの98％は細胞内に分布しており，高カリウム血症では，①K摂取の増加，②細胞内外のシフト，③K排泄の低下を考慮する．本症例では，受診時に著明な横紋筋融解と急性腎障害を認めており，②，③の関与を疑うことは難しくない．その他②に影響を与える因子として相対的インスリン不足（飢餓）や代謝性アシドーシスによる細胞外へのKシフトがあげられるが，受診時の血糖値は正常であり，またGI治療開始後にも高カリウム血症は悪化しており，相対的インスリン不足（飢餓）の影響はないと判断した．また代謝性アシドーシスについても一般にpH 0.1低下するとKは0.6mEq/L上昇するとされ，本症の血液ガスではpH 7.312，HCO_3 16.8mEq/L程度の代謝性アシドーシスであり，アシドーシスのみの影響ではないと判断した．他，高カリウム血症の症例では常に薬剤性高K血症を疑う必要があるが，本症例では薬剤の内服歴はなかった．

▶2. 高リン血症

高リン血症も，Kと同様に①Pの過剰摂取，②細胞内外のシフト，③P排泄低下を考慮するが，この中で腎不全による排泄低下が最も頻度が高い．本症例では横紋筋融解症と急性腎障害を認め，高カリウム血症も伴っていることから②③の影響と判断した．

▶3. 低カルシウム血症

低カルシウム血症では，①副甲状腺ホルモン作用の低下，②活性型vitD作用の低下，③細胞外液中からのイオン化Caの低下を考慮する．横紋筋融解症では，③により低カルシウム血症を生じる．Ca値の異常があれば，副甲状腺ホルモンや活性型vitD値を測定するが，横紋筋融解症では，典型的には低カルシウム血症による二次的な副甲状腺ホルモンの上昇，腎不全による活性型vitDの低下がみられる．

治療法はどうする？

病院到着後，痙攣を発症しICU入室を依頼し，人工呼吸器管理とした．深部体温38℃を目標に冷却を開始し，中心静脈圧をモニタリングしながら大量補

液を開始した．心電図変化はなかったが，K 6.0mEq/L の高カリウム血症を認めたため，心筋細胞膜の安定化を目的にグルコン酸カルシウム注射液 8.5%注を 10mL 緩徐に静注した．また K の細胞内シフトを目的に，レギュラーインスリン 10 単位＋50%ブドウ糖 100mL 投与した．補液にてショック状態は改善したが，12 時間で尿量 200mL と乏尿状態であり，K 6.6mEq/L と高カリウム血症の悪化を認め，持続的血液濾過透析（CHDF）を開始した．CHDF 開始後，高カリウム血症，高リン血症は改善したが，乏尿は持続し，第 3 病日から血液透析（HD）に移行した．その後，病状は改善傾向となり，第 5 病日には人工呼吸器を離脱でき，第 14 病日から利尿が得られ，血液透析は離脱となった．Cr 1.89mg/dL と腎不全は残存したが，リハビリを施行後，第 30 病日に

表 1 横紋筋融解症での高カリウム血症（K≧5.5mmol/L）の治療方法

- 重度の横紋筋融解症（CK 値＞60,000〜80,000 U/L）や全身の毒素疑いでは 4 時間毎に血清 K 値をチェック．血清 K 値の急速上昇時は，迅速に積極的な治療をする．
- 心電図にて重症変化（QRS の開大，P 波の縮小，高 K 血症が原因と考えられる重症不整脈）をチェック．血清 K 値＞6mmol/L，ECG 異常，横紋筋融解症が重症で血性 K 値が急速に上昇する場合は，心臓のモニタリングと ICU への入室を考慮する．
- 血性 Ca 値をチェック．低 Ca 血症は高 K 血症の心電図変化を悪化させる．
- 心電図で重症変化を認める場合は，塩化 Ca かグルコン酸 Ca を静注内に投与する．低 Ca 血症が存在する場合は，緩徐な持続投与を考慮する．横紋筋融解症後期の高 Ca 血症の可能性を予測する．重炭酸と混合しない．
- 血性 K 値＞6mmol/L の場合，K を細胞内にシフトさせる．下記の処置にて血清 K 値は 10 〜30 分で低下し，効果は 2〜6 時間持続する．
  - ・インスリンとブドウ糖をゆっくり静脈内投与し，血糖値をモニターする（GI 療法）．
  - ・アルブテロールなどの β_2 刺激薬を 4mL の生食に 10〜20mg 入れて 10 分以上かけてエアゾールで吸入させる．効果を高めるために単独では治療せず，GI 療法と併用する．
  - ・アシデミアがあれば，炭酸水素 Na を投与する．低 Ca 血症を悪化させる可能性があり，効果も GI 療法やアルブテロールほどではない．単独では治療しない．
- 陽イオン交換樹脂や透析で K を体外に排出する．利尿薬の使用は任意で．
  - ・陽イオン交換樹脂（ポリスチレンスルホン酸ナトリウム）を経口もしくは注腸貯留させる（ソルビトールや術後は避ける）．
  - ・上記治療でうまくいかない場合や重度の腎不全や重度の高 K 血症へ進展する場合は血液透析を施行する．著しい組織破壊や急速に血清 K 値が上昇するような横紋筋融解症では血液透析を考慮する．リバウンドがあるため，血液透析開始後も 4 時間毎に血清 K 値をチェックする．K を細胞内にシフトさせる治療が血液透析での K 除去効果を減弱させるかもしれない．
  - ・フロセミドなどのループ利尿薬は，患者の体液量が増加している場合のみ投与する．

（Bosch X, et al. N Engl J Med. 2009; 361: 62-72[1] より改変）

12 熱中症による横紋筋融解に伴う電解質異常

表2 横紋筋融解症による急性腎障害の予防と治療方法

- 細胞外液量，中心静脈圧，尿量をチェック．
- 血性 CK 値を測定．他の筋酵素（ミオグロビン，アルドラーゼ，LDH，ALT，AST）の測定は診断・治療を補助する．
- 血性と尿クレアチニン，K，Na，血清尿素窒素，総 Ca とイオン化 Ca，Mg，P，尿酸，アルブミン，を測定．酸塩基平衡，血算，凝固を評価．
- 試験紙法での尿検査と尿沈渣．
- 生理食塩水 400mL/ 時（状態と重症度によって 200～1,000mL/ 時）で補液を開始し，経過と中心静脈圧をモニターする．
- 目標尿量は 3mL/kg/ 時（200mL/ 時）
- 頻回に血清 K 値をチェック．
- 症候性（テタニーや痙攣）や重度の高カリウム血症時は低カルシウムを補正．
- 横紋筋融解症の原因を検索．
- 尿 pH<6.5 では，生理食塩水 1L と 5％ブドウ糖 1L に 100mmol の重炭酸を加えたものを交互に投与する．K と乳酸含有液は避ける．
- マンニトール（200g/ 日，総投与量 800g/ 日まで）を考慮する．血清浸透圧と浸透圧ギャップをチェック．利尿（>20mL/ 時）が得られなければ中止．
- 補液はミオグロビン尿が消失するまで継続（尿が透明になるか，試験紙法で尿潜血陰性）．
- 症候性（心電図異常）となる血性 K 値≧6.5mmol/L の治療抵抗性高カリウム血症，血清 K 値の急速な増加，乏尿（12 時間で尿量<0.5mL/kg/ 時），無尿，体液過多，抵抗性の代謝性アシドーシス（pH<7.1）があれば，腎代替療法を考慮．

(Bosch X, et al. N Engl J Med. 2009; 361: 62-72[1] より改変)

転院となった．

　横紋筋融解症による高カリウム血症では，時に急速に血清 K 値が上昇することがあり迅速な対応が求められる．横紋筋融解症での高カリウム血症の対応を表1に示す[1]．

　また，横紋筋融解症での電解質異常には腎障害が関わっているため，積極的な補液，尿のアルカリ化，利尿，腎代替療法などで急性腎障害に対する予防・治療も重要である．表2にその一例示す[1]．補液の種類や投与量には一定の見解が得られていない[2]が，ICU 患者では Cl を制限した補液が AKI 発症を減らす可能性があり[3]，また生理食塩水の大量投与は高 Cl 性代謝性アシドーシスにより高カリウム血症を増悪させる可能性があるため，当院では大量補液時には重炭酸リンゲル液を使用している．

　一方，低カルシウム血症に対しては，後に高カルシウム血症を生じることがあるため，重症高カリウム血症やテタニーなどの症状があるときのみ補正する．

病態の解説

　熱中症に限らず横紋筋融解症では，骨格筋から大量のミオグロビンが漏出し，糸球体から尿細管に到達するが，ミオグロビンは尿細管上皮細胞毒性があり，特に脱水，酸性環境下では毒性が増強され，急性尿細管壊死へ陥る．横紋筋融解症では13～50％に急性腎障害を合併するとされる．

　また，横紋筋融解症では壊れた筋細胞からK・Pが放出され，高カリウム血症・高リン血症を呈する．放出されたK・Pは尿中へ排出されるが，急性腎障害，特に乏尿性急性腎障害の症例ではより高カリウム血症を発症しやすくなる．

　一方，カルシウム代謝は，初期には崩壊した筋組織にカルシウムの沈着が起

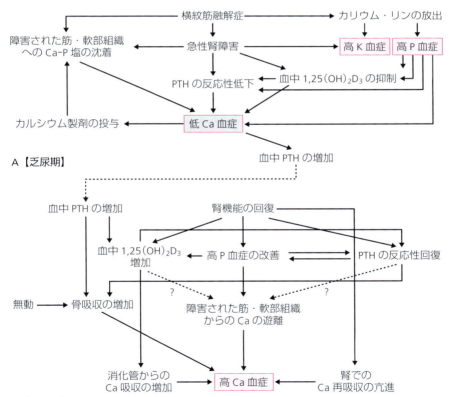

図1　横紋筋融解症での電解質異常のメカニズム（Meneghini LF, et al. Miner Electrolyte Metab. 1993; 19: 1-16[5] より）

こり，また骨の副甲状腺ホルモンに対する反応性の低下によって，低カルシウム血症を呈する．その後，約30％の症例では利尿期に高カルシウム血症を呈する．これは，①壊れた筋組織に沈着したカルシウムの血中への遊離，②初期の低カルシウム血症により生じた副甲状腺ホルモンの上昇，腎機能改善による活性化 VitD の増加，副甲状腺ホルモンに対する反応性の回復，③低カルシウム時に投与したカルシウム製剤の過剰，④無動，などが原因と考えられている[4]．横紋筋融解症での電解質異常のメカニズムを図1に示す[5]．

■文献

1) Bosch X, Poch E, Grau JM, et al. Rhabdomyolysis and acute kidney injury. N Engl J Med. 2009; 361: 62-72.

2) Chavez LO, Leon M, Einav S, et al. Byond muscle destruction: a systematic review of rhabdomyolysis for clinical practice. Crit Care. 2016; 20: 135.

3) Yunos NM, Bellomo R, Hegarty C, et al. Association between a chloride-liberal vs chloride restrictive intravenous fluid administration strategy and kidney injury in critically ill adults. JAMA. 2012; 308: 1566-72.

4) 村田弥栄子, 相場　淳, 鈴木健弘, 他. 高カルシウム血症を合併した横紋筋融解症による急性腎不全の1例. 透析会誌. 2003; 36: 67-71.

5) Meneghini LF, Oster JR, Ckonos PJ, et al. Hypercalcemia in association with acute renal failure and rhabdomyosis. Miner Electrolyte Metab. 1993; 19: 1-16.

〈佐藤太一，安田日出夫〉

Case

1 骨粗鬆症で治療中の高齢者が AKI を発症

Summary

❶ 活性型ビタミン D 製剤は骨粗鬆症の治療薬として頻用される.

❷ 活性型ビタミン D 製剤, カルシウム (Ca) 製剤, マグネシウム製剤, ACE-I/ARB などの RAS 阻害薬, 消炎鎮痛薬 (NSAIDs), 利尿薬は急性腎障害の原因となり得るが定期的に採血, 採尿されずに医原性の急性腎障害を惹起することがある.

❸ 急性腎障害 (AKI) の鑑別として, サプリメントを含めた内服歴, 既往歴, 現病歴を聴取することが診断に重要である.

症例提示

　80 歳, 女性 (40.8kg). 30 年前 C 型肝炎の診断で入院の既往がある. これまで健診で異常を指摘されず, 昨年の腎機能は Cr 0.58mg/dL と正常であった. 2 年前転倒により腰椎圧迫骨折を発症して近医整形外科を受診, コルセット装着・NSAIDs が処方され経過観察となった. 5 カ月前より骨粗鬆症に対してエルデカルシトール, L-アスパラギン酸 Ca が開始された. 2 カ月後の血液検査で Ca 9.9mg/dL (血清アルブミン 3.3g/dL), Cr 0.87mg/dL と血清 Ca 高値を認めたが治療が継続された. 今月上旬より倦怠感が出現し, 同月 30 日ベッドわきでうつぶせになっているところを家人に発見され, 受診した. 受診時採血で Ca 11.2mg/dL(血清アルブミン 3.2g/dL), Cr 2.13mg/dL と急性腎障害, 高カルシウム血症を認めたため同日緊急入院した.

Ⅲ

カルシウム・リン・マグネシウム代謝異常

1 骨粗鬆症で治療中の高齢者が AKI を発症

症例へのアプローチおよび鑑別法

▶1. 高 Ca 血症を合併した AKI へのアプローチ

　　　高 Ca 血症が合併している AKI のファーストアプローチは病歴・内服歴・既往歴の聴取が重要である. 本症例では腰椎圧迫骨折に対する NSAIDs の常用により腎機能障害を認めたことに加え, 骨粗鬆症に対するエルデカルシトール, L-アスパラギン酸 Ca の内服により薬剤性の高 Ca 血症が生じたと考えられる.

▶2. 高 Ca 血症を合併した AKI の鑑別

　　　本症例では NSAIDs 内服に起因した腎機能障害, ビタミン D 製剤, Ca 過剰摂取が腎機能障害の原因として考えられた. ビタミン D 製剤により腸管からの Ca 吸収および腎遠位尿細管からの Ca 再吸収亢進が認められる. さらに Ca 過剰摂取も加わり, 高 Ca 血症が惹起されたと推測される.

　　　本症例における高 Ca 血症による腎不全の機序は以下の 3 つが考えられる.

①輸入細動脈・輸出細動脈の Ca チャネルを刺激および NSAIDs により輸入細動脈が収縮および輸出細動脈が拡張して腎血流量が低下する.

②意識障害に伴う脱水により高 Ca 血症が増悪し, さらに腎髄質の浸透圧の低下, 集合管におけるバソプレシン作用の障害により尿濃縮力障害から腎前性腎不全を認める.

③高 Ca 血症の持続によって慢性間質性腎炎を生じる.

　　　AKI の原因鑑別のため FE_{Na}, FE_{UN}, 尿中好酸球, 尿浸透圧の測定が有効である.

治療法はどうする？

　　　本症例では入院後, 直ちにエルデカルシトール, L-アスパラギン酸 Ca を中止し生理食塩水 1,000mL/ 日補液を行った. また, 心拡大を認めたためフロセミド 40mg 点滴投与も併用した. 補液と利尿薬により第 8 病日には補正 Ca は 10.3mg/dL まで低下し, 腎機能は Cr 0.93mg/dL まで低下して第 14 病日に退院した.

病態の解説

　　　AKI の定義としては RIFLE (risk, injury, loss of kidney function and end

表1 KDIGO 診断ガイドライン（骨粗鬆症の予防と治療ガイドライン作成委員会. 骨粗鬆症の予防と治療ガイドライン 2015 年度版. p.84-124[2]）より改変）

* 48 時間以内に SCr（血清クレアチニン）値が≧0.3mg/dL 上昇した場合；または
* SCr 値がその 7 日前以内の既知あるいは予想される基礎値より≧1.5 倍の増加があった場合；または
* 尿量が 6 時間にわたって＜0.5mL/kg/ 時間に減少した場合

病期	血清クレアチニン	尿量
1	基礎値の 1.5～1.9 倍 または ≧0.3mg/dL の増加	6～12 時間で＜0.5mL/kg/ 時
2	基礎値の 2.0～2.9 倍	12 時間以上で＜0.5mg/kg/ 時
3	基礎値の 3 倍 または ≧4.0mg/dL の増加 または 腎代替療法の開始 または，18 歳未満の患者では eGFR＜35mL/min/1.73m^2 の低下	24 時間以上で＜0.3mL/kg/ 時 または 12 時間以上の無尿

The Kidney Disease Improving Global Outcomes (KDIGO) Working Group: Definition and classification of acute kidney injury. Kidney Int. 2012; suppl 2: 19-36. からAKI分類表の邦訳

stage of kidney disease）分類やそのマイナーチェンジである AKIN（acute kidney injury network）分類が知られているが，2012 年 RIFLE 分類と AKIN 分類を融合させた KDIGO 診療ガイドラインが発表された（表1）[1].

AKI の管理上予防が重要である.

特に高齢者の場合 RAS 阻害薬や利尿薬，疼痛に対して NSAIDs の長期内服例が多く，感冒，下痢，発熱，食欲低下時や夏場の血圧低下を合併すると AKI を発症しやすい. さらに腎機能も低下する.

ガイドラインで推奨されている骨粗鬆症治療薬では，カルシウム薬・ビタミン D 製剤は多くの臨床試験で基礎薬として投与されファーストラインの治療薬としてとして使用される[2]. また，Ca やビタミン D のサプリメントも市販され，患者が自主的に購入して内服することもある.

Ca 含有薬単独投与による高 Ca 血症は稀であるが，アルファカルシドール・カルシトリオールなどの活性型ビタミン D 製剤や活性型ビタミン D 誘導体のエルデカルシトールを併用すると高 Ca 血症を容易に惹起する. 以上より本症例では腎機能障害や脱水など高 Ca 血症になりうる状態に加えて骨粗鬆症治療薬が合併したことにより，さらに高 Ca 血症と腎機能の増悪を認めた.

さらに本症例では，定期的な採血を実施されずに病態が増悪したことも問題であった. 高 Ca 血症は AKI を 8～38％と高頻度に合併する[3].

したがって高齢者にCa上昇作用を有する薬剤を用いる場合には，2～3カ月ごとに定期的に採血・採尿して腎機能や血清Ca，尿中Ca排泄量などを確認することが重要である[4]．また，高齢者は骨粗鬆症治療以外にもRAS阻害薬やNSAIDs，利尿薬の併用している頻度が高いことも念頭において診療を行う必要がある．

■文献

1) The Kidney Disease Improving Global Outcomes (KDIGO) Working Group. Definition and classification of acute kidney injury. Kidney Int. 2012; suppl 2: 19-36.

2) 骨粗鬆症の予防と治療ガイドライン作成委員会. 骨粗鬆症の予防と治療ガイドライン 2015年度版. p.84-124.

3) Patel AM, Goldfarb S. Got calcium? Welcome to the calcium-alkali syndrome. J Am Soc Nephrol. 2010; 21: 1440-3.

4) 柴垣有吾. 急性腎障害 (AKI: acute kidney injury) の温故知新. 日内会誌. 2015; 104: 561-6.

〈大宮信哉，小岩文彦〉

Case 2 進行癌患者に発症した高カルシウム血症

Summary
1. カルシウム代謝に関わるホルモンやビタミンDの作用を理解する．
2. 悪性腫瘍に伴う高カルシウム（Ca）血症の病態を理解する．

症例提示

81歳，男性．主訴：倦怠感．

現病歴：近医に高血圧と前立腺肥大症で通院していた．前立腺肥大症の定期検査で腹部超音波検査を施行したところ，肝腫瘍が疑われて当院を紹介受診した．胸部から腹部のCTとMRIを施行し，左腎癌と肝転移，多発肺転移，リンパ節転移の疑いとなり精査加療目的で消化器内科に入院となった．入院時の血液検査で血清補正Ca 15.1mg/dL，Cr 2.4mg/dLと高Ca血症と腎機能障害を認め当科に紹介となった．

既往歴：高血圧，前立腺肥大症，変形性膝関節症

図1に腹部CT所見を示す．

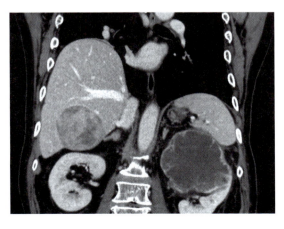

図1 腹部CT所見
造影CT腎実質相で浸潤性の大きな腎腫瘤を認め，肝転移と考えられる肝腫瘤がみられる．腎腫瘤は左腎静脈の区域静脈に浸潤しており，大動脈周囲のリンパ節腫脹を認める．

症例へのアプローチ

入院時の補正 Ca が 15.1mg/dL と高値であり，倦怠感と歩行困難を認めていた．高 Ca 血症の原因となる Ca 製剤やビタミン D 製剤の内服歴はなく，利尿薬の内服歴もなかった．腎癌と転移病変を認めており，まず悪性腫瘍に伴う高 Ca 血症を疑った．副甲状腺ホルモン（intact PTH），副甲状腺ホルモン関連蛋白質（PTHrP：parathyroid hormone related protein），1,25(OH)$_2$D を追加検査したところ，PTHrP が 18.7pmol/L と上昇しており，intact PTH は 5pg/mL と低値，1,25(OH)$_2$D は 54.4pg/mL と正常であった．尿検査では FE$_{Ca}$ 2.2％で排泄は亢進していた．PTHrP の上昇に起因した悪性腫瘍に伴う高 Ca 血症と診断した．腎障害の原因として FE$_{Na}$ は 0.6％と腎前性の要素を示しており，高 Ca 血症による多尿から循環血漿量が減少し，腎前性の急性腎障害（AKI）をきたしていると判断した．

治療はどうする？

入院後 Ca 排泄を促すことと脱水を補正する目的で生理食塩水による補液を行った．高齢であり補液は 1,500mL/ 日で行ったが，入院 2 日後の補正 Ca 値は 14.8mg/dL とあまり低下しなかったため，エルカトニン（合成カルシトニン誘導体製剤）40U を 1 日 2 回点滴静注し，さらに入院 3 日後にゾレドロン酸水和物（骨吸収抑制剤）4mg を 30 分かけて点滴静注とした．入院 4 日後の

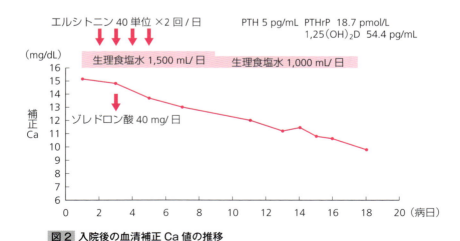

図2 入院後の血清補正 Ca 値の推移

補正 Ca 13.7mg/dL，6 日後 13.0mg/dL，10 日後 12.0mg/dL，15 日後 10.6mg/dL まで経時的に低下した（図 2）．高 Ca 血症の改善に伴い腎不全も軽快傾向を認めた．

悪性腫瘍における Ca 代謝に影響する因子[1]

Ca 代謝の調節ホルモンとして，副甲状腺ホルモン（PTH），カルシトニン（CT），活性型ビタミン D があり，悪性腫瘍に関わるものとして PTHrP がある．

$1,25(OH)_2D$ は皮膚でビタミン D 基質の産生，肝臓で 25 位の水酸化を受け，近位尿細管での 1α 水酸化作用で活性型ビタミン D となり，腸管（小腸），腎臓，骨に作用する．腸管では Ca と P の吸収を促進させ，腎では遠位尿細管で Ca 再吸収亢進，近位尿細管で P の再吸収を亢進させる．骨では Ca と P を動員し，血中の Ca と P を上昇させる．結果として血中 Ca と P は上昇する．

PTHrP は生理的に軟骨・胎盤で産生され，軟骨の形成に重要な役割をもち，胎児の乳腺の発達や胎児の Ca を維持している．

悪性腫瘍から産生される PTHrP は，血中に分泌され骨芽細胞にある受容体に作用し骨吸収を亢進させる．腎臓では PTH と同様に尿細管に作用し Ca の再吸収を促進し高 Ca 血症を起こし，P の排泄を促進して低 P 血症をきたす．しかし PTH と異なり，$1,25(OH)_2D$ を上昇させる作用はほとんどなく腸管からの Ca や P の吸収は増加しない．

また癌の転移巣ではサイトカインとして働き，溶骨性因子として骨吸収を亢進させる．

悪性腫瘍に伴う高 Ca 血症の病態・原因

悪性腫瘍に伴う高 Ca 血症（MAH: malignancy associated hypercalcemia）は最も頻度の高い腫瘍随伴症候群の一つである．癌患者の 10〜30％で認められ進行期に頻度が高く予後不良である．発症機序により，①腫瘍が産生する全身性ホルモン様因子を介した HHM (humoral hypercalcemia of malignancy) と②骨転移巣における腫瘍細胞からの局所因子を介した LOH (local osteolytic hypercalcemia) に大別され，他に③活性型ビタミン D を産生するもの，④異所性の PTH を産生するものがある．

① HHM は扁平上皮癌や成人 T 細胞白血病，食道癌，乳癌，腎癌で多いが，肉

表 1 悪性腫瘍に伴う高 Ca 血症の病態[2]

Type	頻度	機序	腫瘍型
HHM	80%	PTHrP	扁平上皮癌，腎癌，膀胱癌 乳癌，卵巣癌 非ホジキンリンパ腫，白血病
LOH	20%	PTHrP，サイトカイン ケモカイン	乳癌，多発性骨髄腫 リンパ腫，白血病
活性型ビタミンD 産生腫瘍	<1	1,25 (OH)₂D	リンパ腫 (非ホジキン，ホジキン， リンパ腫 / 肉芽腫症)
異所性 OTH 産性腫瘍	<1	PTH	卵巣癌，肺癌 神経外胚葉腫瘍，甲状腺乳頭癌 横紋筋肉腫，膵臓癌

腫を含め多様な悪性腫瘍に合併しうる．これらの腫瘍はPTHrPを分泌する．PTHが亢進する原発性副甲状腺機能亢進症と異なり，1,25(OH)₂Dは抑制される．

②LOHは乳癌の骨転移や多発性骨髄腫などで認められ，骨に存在する腫瘍がIL-1やIL-6などのサイトカインやケモカインの産生を介し，破骨細胞による骨吸収を促進することにより高Ca血症をきたす．

③活性型ビタミンDを産生する悪性腫瘍として悪性リンパ腫があげられる．

④異所性PTH産生腫瘍は稀であり原発性副甲状腺機能亢進症との鑑別が難しい（表1）．

悪性腫瘍に伴う高 Ca 血症の治療[3]

悪性腫瘍に伴う高Ca血症は原疾患の治療がしばしば困難なこともあり，対症療法としてCaを低下させる治療が必要になる．悪性腫瘍による高Ca血症のメカニズムを図3に示す．

①生理食塩水

高Ca血症では尿中Ca排泄が増加し，集合管上皮細胞にCaが沈着し濃縮力障害をきたす．さらに集合管での抗利尿ホルモン（ADH）の反応性を低下させ二次性の尿崩症となることから高Ca血症の悪化や急性腎不全を起こす．

そのため生理食塩水の補液により，尿中Ca排泄を促し脱水を補正する必要がある．

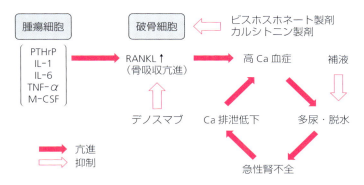

図3 悪性腫瘍による高Ca血症のメカニズム

②カルシトニン製剤

　カルシトニン製剤は骨吸収と破骨細胞の成熟を抑制し，尿中へのCa排泄を増加させるため使用を考慮する．また腸管でCa吸収を阻害し腎臓尿細管でCa再吸収を阻害する．効果は投与後4～6時間で現れるが，タキフィラキシー作用があり反復投与により耐性が生じて数日で効果が失われるので注意する．

③ビスホスホネート製剤

　悪性腫瘍による高Ca血症に保険適応がある．ビスホスホネート製剤は，骨に沈着し破骨細胞による骨吸収を阻害することで血清Caを低下させる．腎排泄なので腎不全患者では投与量を調節する必要がある．副作用として顎骨壊死がある．

④デノスマブ[4]

　わが国では多発性骨髄腫による骨病変，固形癌の転移に伴う骨病変に対して適応がある．RANKL (receptor activator of nuclear factor κ-B ligand) は骨髄間質細胞と骨芽細胞で産生される破骨細胞形成に必須のサイトカインで，破骨細胞前駆細胞上の受容体であるRANKに結合して破骨細胞の形成・増殖を介して骨吸収を亢進させる．デノスマブは，RANKLに結合するヒトモノクローナル抗体であり，破骨細胞機能を抑制して骨吸収を低下させ血清Caを低下させる．推奨用量は120mgを4週間ごと皮下注射する．

本例のまとめ

　本症例は，悪性腫瘍の疑いで精査中に見つかった高Ca血症であり，PTHrPが上昇していたため比較的容易に悪性腫瘍に伴う高Ca血症と診断することが

できた．全身 CT と MRI 検査を施行しているが，明らかな骨転移はなく PTHrP も上昇しており HHM の診断となる．

　生理食塩水で補液しながら，カルシトニン製剤を併用することは悪性腫瘍以外の高 Ca 血症の治療でも行われるが，本例ではさらにビスホスホネート製剤を併用した．カルシトニン製剤の効果発現は早いが早期反応不良になるのに対して，ビスホスホネート製剤は効果発現に数日を要するため，MAH と診断したら直ちに使用する必要がある．ビスホスホネート製剤は顎骨壊死の副作用があり可能であれば歯科受診をすすめたいが，本例は状態も悪く歯科受診はできなかった．ビスホスホネート製剤使用後に徐々に高 Ca 血症は改善したため，デノスマブは使用しなかった．

■文献

1) 平田結喜緒, 監修. 副甲状腺・骨代謝疾患診療マニュアル. 東京: 診断と治療社; 2013.

2) Rosner MH, Dalkin AC. Onco-nephrology:the pathophysiology and treatment of malignancy-associated hypercalcemia. Clin J Am Soc Nephrol. 2012; 7: 1722-9.

3) Stewart AF. Clinical practice. Hypercalcemia associated with cancer. N Engl J Med. 2005; 352: 373-9.

4) ケナール D. ジャバイリー編, 和田健彦 (監訳). オンコネフロロジー　がんと腎臓病学・腎疾患と腫瘍学. 東京: メディカル・サイエンス・インターナショナル; 2017.

〈笹井文彦，小岩文彦〉

Case 3

高カルシウム血症の精査目的で紹介された高齢女性

Summary

❶ サイアザイド系利尿薬の投与により尿中のカルシウム（Ca）排泄が低下するため高 Ca 血症が起こりうる.

❷ 特に VitD 製剤などが併用されている場合には高度の高 Ca 血症に至ることもある.

❸ 骨粗鬆症の進展予防の観点から，サイアザイド系利尿薬の処方は注目されている.

症例提示

　81 歳，女性．身長 152cm　体重 32kg とやせ型の女性である．近医より定期採血で軽度の脱水と腎機能障害（血清尿素窒素 42.8mg/dL，血清クレアチニン 0.93mg/dL，eGFR 39.3mL/min と高 Ca 血症（Ca 濃度 11.2mg/dL）を指摘されて精査のために来院した．半年前に定期採血された時点では，腎機能は血清尿素窒素 12.3mg/dL，血清クレアチニン（Cr）が 0.93mg/dL，血清補正 Ca 濃度は 10.0mg/dL（以前の定期健診でも 9.0〜10.1mg/dL 前後で推移していた）であった．近医の整形外科で背部痛を主訴に受診した際に，軽度の骨粗鬆症を指摘され Ca 製剤の内服を始めた以外は，定期通院で特に変わったことはなかった.

　既往歴は特記すべきことはなく 20 年以上前から高血圧のため Ca ブロッカー（アムロジピン 5mg）を内服しており合わせて，数年前からサイアザイド系の利尿薬も処方されて併せて内服を始めている．血圧は，ここ最近は安定しており収縮期血圧は 120mmHg 前後で安定していた.

　ここ最近は夏場のため，食欲がなく水をよく飲んでいたというが，ここ 2 カ月で 2kg ほどの体重減少が認められた．サプリメントなどの内服はなく軽度の脱力感以外は自覚症状もなかった.

Ⅲ

カルシウム・リン・マグネシウム代謝異常

尿検査所見では比重 1.008, 血尿・蛋白尿なし, FE_{Na}（Na 排泄率 0.8％）, FE_{UN}（UN 排出率 27.0％）尿中 Ca/ 尿中 Cr は 0.03 と低下していた. iPTH（副甲状腺ホルモン）12pg/mL.

症例へのアプローチおよび鑑別法

　脱水に軽度の腎機能障害, 高 Ca 血症を呈している高齢女性である. 腎機能障害の原因は体重減少や FE_{Na} や FE_{UN} などの検査所見から腎前性の因子が疑われる. これらの因子は何に由来するかどうかであるが, 高 Ca 血症そのものでも多尿を引き起こすが 11.2mg/dL という値から軽度の高値でありそこまでの原因とはなりえないと判断する. 数週間の経過で体重減少が 5％ 近くあり, 下痢嘔吐がない点で利尿薬を処方している場合に最も初めに疑うのは利尿過剰による脱水である.

　病歴を丹念に追っていくと検査値の異常が出現する前から Ca 製剤の投与が行われており, 血清の Ca 濃度もやや高めで推移していたことがうかがえる（血清カルシウム濃度 10mg/dL であった）. この時点での Ca 排泄能は評価されていないものの, 以前から Ca はやや高値の状態で推移していた. 半年前に近医の整形外科から処方された Ca 製剤の投与（アスパラ Ca 200mg 3 錠剤 分 3 毎食後）後から徐々に, Ca の蓄積が起きていた可能性が考えられた.

　本症例のアプローチとして最も重要な検査の一つが尿中 Ca 排泄の評価であり, Cr で比率を求める手段が一般的である. 蓄尿での Ca 排泄の評価も有用な検査であるが, 蓄尿は煩雑な検査でありすべての尿をためられているかどうかという点や, うまく採尿できないという不安もあり外来診療ではしばしば困難を経験する. その点では随時尿で簡易で判断できる尿中 Ca/ 尿中 Cr 比は, ぜひ覚えておきたいところである. 正常値は 0.05〜0.15 であり, 本患者の 0.03 は血清 Ca 濃度が高い状態にもあるにもかかわらず, 尿中排出量は低下しており高 Ca 血症の原因と判断できうる. 本症例では, 利尿薬および Ca 製剤投与中止後に速やかに腎機能および体重が改善した腎前性腎機能障害であり, 利尿過剰によるものと判断した.

治療法はどうする？

　高Ca血症としては軽症でありCa製剤，サイアザイド系利尿薬の中止と補液（生理食塩水500mL単回投与と飲水の励行）により血清Ca値は7日後に10.2mg/dL，21日後には9.3mg/dL，腎機能も21日後にはCrは0.89mg/dLへと速やかに改善した．血圧は130mmHgと若干の上昇はあったが，高血圧以外は健常な高齢者でありこの値でも問題ないと判断した．高齢者に利尿薬を投与する場合には脱水を合併しやすく，合併しても症状が乏しいことも多く留意すべき点であり，やはり夏場などでは適時血液検査などを追加して実施すべきである．

病態の解説

　次になぜ，尿中のCa排泄が低下したかであるがサイアザイド系の利尿薬の内服を考えればおおよその，本患者の背景がうかがえる．サイアザイド系の利尿薬は遠位尿細管でのNa^+-Cl^-共輸送体を阻害し，Cl^-再吸収を抑制し遠位尿細管でのNa^+-Ca^{2+}交換が阻害されるため，Ca^{2+}の排泄を低下させる[1]（図1）．

　通常，サイアザイド系利尿薬の投与のみで高Ca血症に至ることは少ないが，Ca製剤の投与，活性型ビタミンD製剤の投与，腎機能が低下した高齢の女性などでは高Ca血症の発症に留意が必要である[2]．脱水は近位尿細管でのNa，水の再吸収を介してCa^{2+}再吸収を促進する[3]．したがって脱水の関与は高Ca

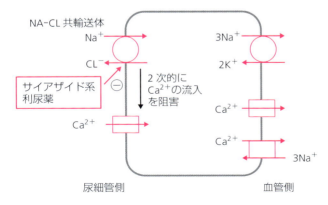

図1　遠位尿細管模式図

血症を誘発し，さらに高 Ca 血症は腎髄質の浸透圧の低下，集合管におけるバソプレシン作用の障害を引き起こし，さらに脱水を助長する悪循環となる[3]．一方で，尿中 Ca 排泄の抑制作用を期待し，難治性の尿路結石の原因にもなりうる原発性副甲状腺機能亢進症患者での尿路結石の予防目的に，少量のサイアザイド系の利尿薬の投与が行われることも多い[4]．最近の研究では iPTH が上昇している手術不能な，原発性副甲状腺機能亢進症の患者においても，サイアザイド系利尿薬の投与により重篤高 Ca 血症は起きなかったと報告されている[5]．

サイアザイド系の利尿薬は，尿中 Ca 排出の低下を通じて高 Ca 血症を引き起こしやすいだけでなく，尿細管での Na^+ 再吸収を抑制するため尿中の Na 排泄の亢進，水利尿に通じ降圧効果を発揮する[3]．翻って副作用として低 Na 血症や脱水などもあげられる．このように，副作用も多い同剤であるが近年では骨粗鬆症の予防効果があるという研究結果が注目されている．

骨粗鬆症は高齢者の大腿骨頸部骨折のリスクになっているだけでなく，それ自体が QOL 低下の重要な因子となっている．適切な運動と，サイアザイド系の利尿薬の使用はともに同程度の大腿骨頸部の骨密度の低下の予防効果があることが示されている[6]．さらにサイアザイド系利尿薬の内服量が増加するにつれて，高齢者での骨粗鬆症に伴う骨折を減少させたとする報告[7]もあり，骨密度の減少した高齢者の降圧剤としては向いているように思われる．しかし，世界的に同剤は特に食塩感受性が高く，25 ビタミン D 血中濃度が低いアフリカ系の高血圧患者に用いられてきた[8]．そのような患者集団では降圧剤としても有用であり，高 Ca 血症のリスクも相対的に低かったとする報告[8]もある．しかしそのまま降圧剤としての有用性が日本人の高齢者に外挿できるかは議論があるところである．

本症例のように Ca 剤の投与が併用下において 19.8mg/dL というきわめて重症の高カルシウム血症を生じた高齢女性の 1 例[9]も報告されており，一般的に閉経後の女性に Ca 製剤や活性型ビタミン D 製剤の併用下に使用する場合には，同症の発症には留意が必要である．

■文献

1) Tamargo J, Segura J, Ruilope LM. Diuretics in the treatment of hypertension. Part 1: Thiazide and thiazide-like diuretics. Expert Opin Pharmacother. 2014; 15: 527-47.

2) Wermers RA, Kearns AE, Jenkins GD, et al. Incidence and clinical spectrum of thiazide-associated hypercalcemia. Am J Med. 2007; 120: 911. e9-15.

3) Nijenhuis T, Vallon V, van der Kemp AW, et al. Enhanced passive Ca^{2+} reabsorption and reduced Mg^{2+} channel abundance explains thiazide-induced hypocalciuria and hypomagnesemia. J Clin Invest. 2005; 115: 1651.

4) Griebeler ML, Kearns AE, Ryu E, et al. Thiazide-associated hypercalcemia: Incidence and association with primary hyperparathyroidism over two decades. J Clin Endocrinol Metab. 2016; 101: 1166-73.

5) Tsvetov G, Hirsch D, Shimon I, et al. Thiazide treatment in primary hyperparathyroidism-a new indication for an old medication? J Clin Endocrinol Metab. 2017; 102: 1270-6.

6) Holm JP, Hyldstrup L, Jensen JB. Time trends in osteoporosis risk factor profiles: a comparative analysis of risk factors, comorbidities, and medications over twelve years. Endocrine. 2016; 54: 241-55.

7) Kim SY, Kim S, Choi SE, et al. Number of daily antihypertensive drugs and the risk of osteoporotic fractures in older hypertensive adults: National health insurance service - Senior cohort. J Cardiol. 2017; 70: 80-5.

8) Chandler PD, Scott JB, Drake BF, et al. Risk of hypercalcemia in blacks taking hydrochlorothiazide and vitamin D. Am J Med. 2014; 127: 772-8.

9) Desai HV, Gandhi K, Sharma M, et al. Thiazide-induced severe hypercalcemia: a case report and review of literature. Am J Ther. 2010; 17: e234-6.

〈佐藤芳憲，小岩文彦〉

Case 4 不明熱精査中に明らかになった高カルシウム血症

Summary

❶ 高カルシウム血症の治療を行いながら原因検索をする.

❷ 近医からの内服薬やサプリメントを確認する.

❸ 悪性腫瘍検索をしっかり行う.

症例提示

　78歳, 男性. 4カ月前から続く発熱, 呼吸困難・咳嗽, 肋骨痛, 血尿にて近医より紹介された.

　来院時 vital sign は体温 37.8℃, 血圧 128/64mmHg, 脈拍 84 回/分, 呼吸数 22 回/分, SpO_2 97%（RA）であった.

　採血検査にて Cre 5.26mg/dL, BUN 77mg/dL, アルブミン 3.8g/dL, カルシウム 14.9mg/dL, リン 5.5mg/dL, マグネシウム 3.0mg/dL と CKD, 著明な高カルシウム血症を認めた. 心電図変化がないことを確認し精査加療目的に腎臓内科へ緊急入院となった.

症候へのアプローチおよび鑑別法

▶1. 高カルシウム血症へのアプローチ

①血清 Ca 14mg/dL（3.5mmol/L）以上もしくは, 症状があり血清 Ca 12mg/dL（3mmol/L）以上であるか？

　↓

②内服薬（サイアザイド系利尿薬, カルシウム製剤, ビタミン D 製剤, ビタミン A 製剤）の確認

　↓

③intact PTH を計測する（図 1）（ただし, 正常値は病態によってかわる）

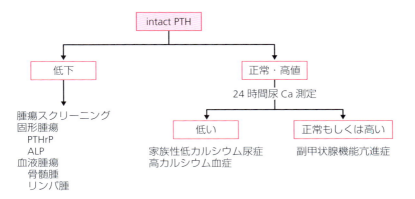

図1 高カルシウム血症のアルゴリズム

　PTH 関連で最も多い原因は原発性副甲状腺機能亢進症であるが，一般的に症状は乏しく，血清カルシウム値は＜12mg/dL でありルーチンの採血で偶発的に見つかることが多い．本例では 15.1mg/dL と著明に高値を呈しており，通常無症状で遭遇する原発性副甲状腺機能亢進症でみられるカルシウム濃度よりも高値であった．

　また intact PTH は 22pg/mL であった．

　血中のカルシウムと PTH 濃度は負の相関を呈し，高カルシウム血症では血中 PTH 濃度は抑制されて低値となる．副甲状腺機能亢進症では血中 PTH，カルシウム濃度はともに上昇することから，本例では高 PTH 血症に起因した高カルシウム血症は否定された．

▶2. 高カルシウム血症の鑑別

　PTH と関連の乏しい病態として不動，ミルクアルカリ症候群（最近ではカルシウムアルカリ症候群），薬剤性（サイアザイド系利尿薬，カルシウム製剤，ビタミン D 製剤，ビタミン A 製剤），肉芽腫性疾患，真菌感染，悪性腫瘍が鑑別疾患にあがる．

　不動に対しては ADL 自立しており長期臥床もしていない．

　薬剤に関しても骨粗鬆症治療薬を含む活性型ビタミン D 製剤やサプリメント含めて疑わしいものは内服歴がなかった．

　サルコイドーシスや結核のような肉芽腫性疾患はマクロファージが腎外性に 1,25(OH)$_2$ ビタミン D を産生することで骨や腸管からカルシウムの吸収を促進させる．

真菌感染はフォーカスとなる感染巣は認めず，β-D グルカン陰性であった．クリプトコッカスを示唆する画像所見も認めていない．

悪性腫瘍に関しては PTHrP が関連するのは胃癌（扁平上皮癌）や乳癌，子宮癌，腎細胞癌が多い．リンパ腫は肉芽腫性疾患のように 1,25(OH)$_2$ ビタミン D を産生することがある．乳癌のように骨転移による溶骨性の機序も起こる．

本例では ALP 154U/L，PTHrP＜1.1pmol/L（正常＜1.1），アンジオテンシン変換酵素（ACE）61U/L（正常 8.3〜21.4），1,25(OH)$_2$ ビタミン D 98.1pg/mL（正常 20〜76）であり，血中 1,25(OH)$_2$ ビタミン D と ACE が高値であったことからサルコイドーシスが示唆された．

治療法はどうする？

血清カルシウム値が 14mg/dL 以上もしくは 12mg/dL で症状のある患者は緊急で治療を行わなければならない．高カルシウム血症では Ca 利尿に伴い脱水をきたしていることから，最初に補液を行うことが重要である．

本例ではまず細胞外液の負荷（2〜4L/ 日×3 日間）を行い，同時並行で原因検索を行った．

本例の治療の問題点

①高齢者への大量輸液

心不全を発症してしまう可能性があり，補液に伴う体液過剰をきたす場合には体液コントロール目的にフロセミドの使用を考慮する．

②血液透析のタイミング

上記治療に治療抵抗性，もしくは生命の危険がある高度高カルシウム血症例では血液透析による緊急のカルシウム低下治療が必要である．

③サルコイドーシスの診断の難しさ

組織診断が必要であるが特異的な所見が得られないことが多い．やむを得ず臨床診断として診断する際にも入念な経過観察と鑑別診断が重要となる．

病態の解説

サルコイドーシスはマクロファージおよび肉芽組織で 1α−hydroxylase の活性が亢進し 25(OH) ビタミン D から 1,25(OH)$_2$ ビタミン D が過剰に産生

される．ステロイドが $1,25(OH)_2$ ビタミン D の産生を抑制するが投与量は不確かである．プレドニゾロン（PSL）15～30mg/ 日を投与しながら，Ca 値の経過をみていく必要がある．本例でも診断確定後に PSL 30mg/dL 開始した．初期治療後に血清カルシウム値は 10～11mg/dL まで低下し，PSL 開始後血清カルシウムは正常化して腎機能も Cr が 2mg/dL 以下に改善した．

■文献

1) Carroll MF, Schade DS. A practical approach to hypercalcemia. Am Fam Physician. 2003; 67: 1959-66.

2) O'Neill SS, Gordon CJ, Guo R, et al. Multivariate analysis of clinical, demographic, and laboratory date for classification of disorders of calcium homeostasis. Am J Clin Pathol. 2011; 135: 100-7.

3) Pellitteri PK. Evaluation of hypercalcemia in relation to hyperparathyroidism. Otolaryngol Clin North Am. 2010; 43: 389-97.

4) LeGrand SB, Leskuski D, Zama I. Narrative review: furosemide for hypercalcemia: an unproven yet common practice. Ann Intern Med. 2008; 149: 259-63.

〈前住忠秀，小岩文彦〉

III カルシウム・リン・マグネシウム代謝異常

Case 5 頭部CTで偶然に脳基底核石灰化を指摘

Summary

❶ 副甲状腺機能低下症の病態は副甲状腺ホルモン（parathyroid hormone: PTH）の分泌不全と不応性に大別できる.

❷ 若年者の脳基底核石灰化は精査を検討するが，疾患特異性のある所見ではない.

❸ カルシウム値の補正ではなく低カルシウム症状のコントロールが治療目標である.

症例提示 27歳，女性．特に既往はない．転倒による頭部打撲，橈骨遠位端骨折にてスクリーニングとして頭部CTを撮影された際に脳基底核石灰化を認めた（図1）．骨折に対して待機的に手術目的に緊急入院となり術前評価が行われた．その際，採血にて血清クレアチニン濃度（SCr）0.51 mg/dL，血清アルブミン濃度（Alb）3.9g/dL，血清カルシウム濃度（Ca）6.0mg/dL，心電図検査でQTc時間の延長を認め，整形外科より内科コンサルトを受けた.

症例へのアプローチおよび鑑別法

▶1. 脳基底核石灰化へのアプローチ

CTにて認められる脳基底核石灰化（basal ganglia calcification）は非特異的な所見であり有病率は1%前後である．加齢により生理的に認められる場合もある一方で，30歳未満で認めることは稀である．本例は無症候性であるが，若年であり低Ca血症を伴っており，心電図異常を合併していた．血清intact PTH，血清1,25(OH)$_2$ビタミンD濃度，血清マグネシウム濃度（Mg），血清

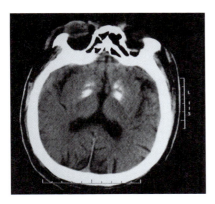

図1 大脳基底核石灰化のCT画像

リン濃度（P），尿中 Ca 排泄，尿中 P 排泄を検査したところ，血清 P 濃度は 5.8mg/dL と上昇し，腎機能低下（eGFR<30mL/分/1.73m^2）を認めなかったため，副甲状腺機能低下症と診断した．

▶2. 副甲状腺機能低下症の鑑別

　副甲状腺機能低下症はその機序から大きく 2 つに大別される．PTH 分泌不全とPTH 不応性である．本例では血清 intact PTH が 8.3pg/mL であったことからPTH 分泌不全による副甲状腺機能低下症と診断した．このPTH 分泌不全はその病態から，さらに 3 つのグループに分けることが可能であり，PTH 不応性のグループと合わせると副甲状腺機能低下症は表 1 のように 4 つのグループに大別される[1]．

　これら病態・病因の理解に基づき図 2 のアルゴリズム（文献 2 および日本内分泌学会ホームページより閲覧可能）を参照にして，身体所見，発症時期，自己免疫性疾患の合併，低 Mg 血症の有無から鑑別を進める[2]．

　本例は頸部に術創はなく，ヘモクロマトーシス様の皮膚の色素沈着や自己免疫性内分泌腺症候群 I 型（APS1）に伴うような白斑は認めず，難聴，成長障害，奇形，発育遅延を疑う所見も認められず，同様の家族歴も認めなかった．同時に潜在的な低 Ca 血症症状の評価を目的に Chvostek 徴候（頬骨下方で耳垂［耳たぶ］の 2cm 前のあたりを叩打することで顔面神経を刺激し，刺激側の上唇に痙攣が誘発される場合を陽性所見とする）および Trousseau 徴候（血圧マンシェットにて収縮期血圧以上の圧で上腕を 3 分間圧迫することで手指筋肉の拘縮が誘発される場合を陽性所見とする）を確認したが，いずれも陰性で

5 頭部 CT で偶然に脳基底核石灰化を指摘

表 1 副甲状腺機能低下症の病因による鑑別

病因と病態	臨床所見
①組織の除去，破壊による分泌不全	
1 外科的切除後	最も一般的な副甲状腺機能低下症であり，切除後数年してからも生じうる
2 自己免疫性	自己抗体による単独または複数のホルモン欠乏による
3 放射線照射による破壊	非常に稀である
4 癌の転移・浸潤	複数の報告があるが，総じて稀である
5 重金属の沈着	サラセミア患者の 10% 強に鉄沈着により生じる．ヘモクロマトーシスによる鉄沈着ではより低頻度であり，ウィルソン病による銅沈着ではかなり稀である
② PTH の一時的な作用または分泌不全	
1 重度のマグネシウム不足	・慢性疾患の合併症 　（慢性アルコール中毒，栄養不良，吸収不良症候群，下痢，糖尿病） ・薬剤性 　（利尿薬，シスプラチン，シクロスポリン，アミノグリコシド系抗菌薬，アムホテリシン B） ・代謝性アシドーシス ・腎でのマグネシウム再吸収障害 　（慢性腎盂腎炎，閉塞性腎症，尿細管アシドーシス，AKI の利尿期）
2 高マグネシウム血症	早産予防による加療，慢性腎臓病患者へのマグネシウム製剤，制酸剤，緩下剤投与で生じうる
3 CaSR の活性異常	突然変異や自己抗体による CaSR の活性化にて生じうる
③遺伝子異常	
1 PTH 遺伝子異常	孤発性副甲状腺機能低下症
2 副甲状腺発生に必要な遺伝子の異常	GCMB や GCM2 変異による孤発性副甲状腺機能低下症，GATA3 変異による種々の身体症状の一つとして認められる
3 ミトコンドリア遺伝子異常	その他の代謝異常，先天異常を伴い副甲状腺機能低下症を生じる
④ PHP による PTH 不応性	
1 PHP Ⅰa	AHO を呈し，低カルシウム血症，低リン血症，PTH 高値を認め，甲状腺機能低下症やゴナドトロピン分泌低下症を認める 常染色体優性遺伝，母系遺伝
2 PHP Ⅰb	AHO は呈さないが，PHP Ⅰa と同様の電解質異常を呈するが，甲状腺ホルモンやゴナドトロピンに対する抵抗性は一般に認めない 常染色体優性遺伝，母系遺伝
3 PHP Ⅱ	同様の電解質異常を伴い尿 cAMP 反応は正常である 原因不明である

AHO：Albright 遺伝性骨異栄養症，CaSR：カルシウム感知受容体，PHP：偽性副甲状腺機能低下症，PTH：副甲状腺ホルモン

(Shoback D. Hypoparathyroidism. N Engl J Med. 2008; 359: 391-403[1]) より一部改変)

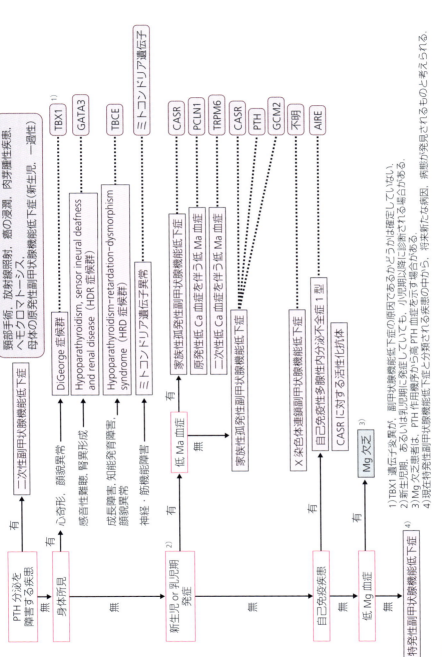

図2 PTH不足性副甲状腺機能低下症の鑑別フローチャート
(松本俊夫, 他. 厚生労働科学研究費補助金難治性疾患克服研究事業 ホルモン受容体機構異常に関する研究調査班. 平成19年度総括報告書. 2008; 5 より改変)

1) TBX1遺伝子変異が, 副甲状腺機能低下症の原因であるかどうかは確定していない.
2) 新生児期, あるいは乳児期に発症しているが, 小児期以降に診断される場合がある.
3) Mg欠乏患者は, PTH作用機序から高PTH血症を示す場合がある.
4) 現在特発性副甲状腺機能低下症と分類される疾患の中から, 将来新たな病因, 病態が発見されるものと考えられる.

あり，心電図検査での QTc 時間の延長のみ認められていた.

加えて，血清 Mg 濃度は 2.0mg/dL と正常であっため，本例を特発性副甲状腺機能低下症と診断した.

治療法はどうする？

本例は診察時には無症候性であるが，昔から上肢のしびれや足つりをよく起こすといったエピソードを認めたため，有症状時は心電図モニター下にて，8.5％グルコン酸カルシウム 10～20mL を 10 分以上かけて静注する方針とした. ただし，高 P 血症の存在下でのカルシウム製剤の経静脈投与は異所性石灰化の要因となるため，あくまで緊急避難的な方針とした. 特に問題なく施術を終え，維持療法として活性型ビタミン D_3 製剤（アルファカルシドール 1.0μg/日）を開始し 1～2 週ごとにデータフォローし漸増し，アルファカルシドール 3.5μg/日で血清 Ca 濃度は 7.9mg/dL へ至り，散発していたしびれやテタニーは全く認めなくなり，心電図波形も正常化した. しかし，尿中 Ca/Cr 比 0.3 以上となり，腎尿路結石，腎障害のリスクが高まったため内服量は 2.5μg/日へと減量した. 血清 Ca 濃度は 7.1mg/dL と低下したが症状は消失したままであったので維持量とした. 治療の目標は血清 Ca 値の正常化ではなく症状の改善である.

病態の解説

原発性の副甲状腺機能低下症は本邦にて 900 名程度が難病登録されている非常に稀な疾患である. 一方で大脳基底核の石灰化（basal ganglia calcification：BGC）は 150 年以上前には指摘されていた疾患非特異的な所見であり，1％程度で偶発的に認められる. この所見と特発性副甲状腺機能低下症との関連は 1939 年に Eton らによって報告されたが，本日にいたるまでその発生機序については不明である. また，特発性副甲状腺機能低下症の 73.8％に BGC は認められる所見ではあるが，前述の通り疾患に特異的な所見ではないことに留意が必要である[3].

臨床上，副甲状腺機能低下症を疑うポイントはやはり低 Ca 血症症状〔反射亢進，テタニー（口唇，舌，手指，および足の錯感覚，手足および / または顔面の痙攣，筋肉痛），全身痙攣〕を認めた際に，それが低 Ca 血症であることを疑い数値を確認することである. 低 Ca 血症診断時に留意する点としては血清

Alb 濃度による補正を検討することである．具体的には，血清 Alb 濃度 4.0g/dL 未満の場合，血清 Ca 濃度は実測値ではなく Payne の式［補正 Ca mg/dL ＝血清 Ca mg/dL＋（4 －血清 Alb 値）］による補正値を用いた評価が適切である．以上から，低 Ca 血症を診断することができれば，血清 P 濃度，腎機能，血清 intact PTH から副甲状腺機能低下症ならびに偽性副甲状腺機能低下症を診断可能である．

　疫学的には，副甲状腺機能低下症が診断される原疾患としては甲状腺全摘出術後が最多であり，その発生頻度は施術に対して 0.5～6.6％と報告されている．

　本例は PTH 分泌不全による副甲状腺機能低下症であるが，PTH 不応性（血清 intact PTH 30pg/mL 以上）による副甲状腺機能低下症を認めた場合は偽性副甲状腺機能低下症の診断となる．その場合は Ellsworth-Howard 試験を施行し病型分類する方法が一般的である[4]．cAMP 反応は血清 Ca 濃度に左右されないため，治療開始後も評価可能である．一方で，リン酸反応は適用条件を満たさねばならず判定は困難であり，その信頼性は cAMP 反応に劣る（表 2，テリパラチドの添付文書に詳細な記載あり）．

　かつては Albright 遺伝性骨異栄養症（AHO）（異所性皮下骨化，短指趾症，円形顔貌，肥満，低身長，知能障害を特徴とする骨ジストロフィーで先端骨形成不全に類似する）は偽性副甲状腺機能低下症 Ia 型，Ic 型に特徴的とされていたが，Ib 型で認める例の報告などもあり現在は臨床所見のみで鑑別をすすめることは困難となってきている．いずれにしても偽性副甲状腺機能低下症 I 型は様々なタイプの GNAS 遺伝子の変異を伴うため，偽性副甲状腺機能低下症が疑われた際には遺伝子検査を含めた専門家での評価が望ましいのが実際である．

表2 Ellsworth-Howard 試験の判定基準

病型	反応性	
	尿中リン酸排泄量 (U4＋U5)－(U2＋U3)	尿中 cAMP 排泄量 U4-U3，U4/U3
IHP	≧35mg/2h	≧1μmol/h，≧10
PHP I	<35mg/2h	<1μmol/h，<10
PHP II	<35mg/2h	≧1μmol/h，≧10

IHP：特発性副甲状腺機能低下症，PHP I：偽性副甲状腺機能低下症 I 型，
PHP II：偽性副甲状腺機能低下症 II 型
＊体表面積 1m^2 未満の小児では，体表面積換算（mg/m^2/2h，μmol/m^2/h）で表した値を用いて判定する．
（尾形悦郎，他. ヒト PTH-(1-34) による Ellsworth-Howard 試験の実施法と判定基準. 日内会誌. 1984; 60: 971-84 より改変）

■文献

1) Shoback D. Hypoparathyroidism. N Engl J Med. 2008; 359: 391–403.

2) Fukumoto S, Namba N, Ozono K, et al. Causes and differential diagnosis of hypocalcemia — recommendation proposed by expert panel supported by ministry of health, labour and welfare, Japan. Endocr J. 2008; 55: 787–94.

3) Radaideh AM, Jaradat DM, Haddad FH. Prevalence of incidental basal ganglia calcification on routine brain computed tomography. Rawal Med J. 2012; 37: 1–9.

4) 尾形悦郎, 山本通子, 松本俊夫, 他. ヒト PTH-(1-34) による Ellsworth-Howard 試験の実施法と判定基準. 日内会誌. 1984; 60: 971–84.

〈丸田雄一, 小岩文彦〉

Case
6
長期間の栄養不良患者に栄養補充を開始，どんな電解質異常に注意？

Summary

❶ 慢性的な栄養不良状態が続く患者などに対し，積極的な栄養補給をすると，リフィーディング症候群が発症する．

❷ 低リン血症，低カリウム血症，低マグネシウム血症などの電解質異常を呈する．

❸ 低リン血症により脳・筋肉・心臓の障害や乳酸アシドーシスが起きる．

❹ 通常はビタミン B_1 欠乏を伴っている．

❺ 予防のため，ハイリスク患者では 5～10kcaL/kg/ 日から栄養補充を開始する．

症例提示

　34歳，女性．神経性食欲不振症にて精神科で加療されていたが，1年前から通院を自己中断していた．ここ6カ月間で約10kg（－20%）の体重の減少があり，3日前から両下肢の脱力感を自覚し，起床困難となり意識レベルも低下したため，救急車で来院した．受診時，体格係数（body mass index: BMI）は 15.5kg/m^2 と著明なるい痩があり，心電図で QT 延長（QTc 565mS, 成人女性の正常値≦460mS）を認めた．血液検査では，血清リン 1.1mg/dL, カリウム 2.2mEq/L. 血清マグネシウム 1.0mg/dL であった．

症例へのアプローチおよび鑑別法

　本例は慢性的な栄養不良状態の状況で，低リン血症，低カリウム血症，低マグネシウム血症などの電解質異常が出現した経過より，リフィーディング症候群が最も疑われる．英国の NICE（National Institute for Health and Care

Ⅲ カルシウム・リン・マグネシウム代謝異常

表 1 リフィーディング症候群のハイリスク患者 (http://www.nice.org.uk/ [1] より)

下記の基準が 1 つ以上
 ＊ BMI が 16kg/m² 未満
 ＊過去 3～6 カ月間で 15%以上の意図しない体重減少
 ＊ 10 日間以上の絶食
 ＊再摂食時の低カリウム血症，低リン血症，低マグネシウム血症

下記の基準が 2 つ以上
 ＊ BMI が 18.5kg/m² 未満
 ＊過去 3～6 カ月で 10%以上の意図しない体重減少
 ＊ 5 日間以上の絶食
 ＊アルコール依存の既往，または次の薬剤の使用歴がある
  インスリン，化学療法，制酸薬，利尿薬

Excellence）ガイドライン [1] にあるリフィーディング症候群のハイリスク患者を示す（表 1）．本例は絶食していた期間は不明なものの，BMI＜16kg/m²，6カ月間に 20%の体重減少，低リン血症，低カリウム血症，低マグネシウム血症を呈したことから，ハイリスク患者に該当する．一般的に，低栄養の原因として神経性食欲不振症，担がん患者，低栄養の高齢者，長期間の飢餓，胃バイパス術後，手術後，アルコール性依存症などがある．

　低リン血症の発症機序は，①細胞外から細胞内へのシフト，②腸管からの吸収低下，③腎近位尿細管での再吸収低下，である．うち，腸管からの吸収が低下する原因としてアルミニウム含有リン結合性制酸薬や鉄剤の内服，吸収不良症候群がある．一方，近位尿細管における再吸収低下の原因には，原発性副甲状腺機能亢進症，活性型ビタミン D_3 不足，Fanconi 症候群などがある．本例では，飢餓状態で食事を摂取したことにより，膵臓からのインスリン分泌が増え，細胞内へのブドウ糖の取り込みおよび蛋白質合成が亢進して，血中のリン，カリウム，マグネシウムが細胞内へ移動した機序が推定される．

治療法はどうする？

　リフィーディング症候群では，リン欠乏が最も大きな問題である．リンが欠乏することで，大量の ATP を必要とする心臓，筋肉，脳などの臓器に障害が起きる．また，赤血球内の 2,3-ジホスホグリセリン酸（2,3-DPG）が低下するため，ヘモグロビンと酸素の親和性が低下し，末梢組織が低酸素状態となって乳酸アシドーシスを呈する．カリウムやマグネシウムの欠乏は，多形性心室頻拍（torsades de pointes：TdP）などの重症不整脈を惹起する．さらに，糖

代謝に利用されるビタミン B_1 も欠乏するため，心不全や Wernicke 脳症，さらには乳酸アシドーシスに注意が必要である．実際，リフィーディング症候群によって心肺停止となった症例が散発される[2]．

リン補給は経口投与を優先する．やむを得ず経静脈的に投与する場合は，カルシウムとの沈殿を避けるため，カルシウムを含まない輸液（生理食塩水など）に混注して使う．注射用リン酸2カリウム液（20mL）には 300mg のリンと 20mEq のカリウムが含まれる．脂肪乳剤はリン脂質としてリンを含み，インスリン分泌を減らす作用がある．必須脂肪酸の不足を防ぐためにも，1日あたり 20％脂肪乳剤で 50mL（10g 相当）は補充する必要がある．

リフィーディング症候群では微量元素，ビタミン類も不足している．上述したように，ビタミン B_1 欠乏は重大な合併症をきたすため，全例でビタミン B_1 製剤を同時投与する必要がある．目安は 100mg を1日2回，1週間である．通常量（3mg/日）のビタミン B_1 を含む輸液製剤では，リフィーディング時に不

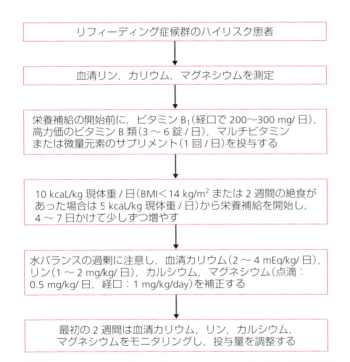

図1 リフィーディング症候群のハイリスク患者に対する栄養補給
(Mehanna HM, et al. BMJ. 2008; 336: 1495-8[5] を改変)

足する場合がある.

病態の解説

　本症候群は，第二次世界大戦下で高度な飢餓状態にあった日本人の捕虜が，急に食事を与えられた後に致死的な下痢，心不全，神経症状（昏睡，けいれん）を発症した事例が最初の医学論文[3]である．しかし，古くは豊臣秀吉の兵糧攻めで，兵士にリフィーディング症候群が発症したことが史記に記載されている．

　現時点で，国際的に確定したリフィーディング症候群のガイドラインがなく，報告によって対象症例，診断基準，評価時期が異なる．そのため，リフィーディング症候群の合併率には 0～80% と大きなバラつきがある[4].

　リフィーディング症候群は栄養補給を再開して 1～2 週間内に発症しやすいため，ハイリスク患者（表 1）では初期から投与エネルギー量を少なくし，必要なミネラルやビタミンを補充する必要がある．NICE ガイドライン[5]に記載されている発症予防法を示す（図 1）．栄養補給を開始した 1～2 週間は，特に体重，血糖値，電解質異常，腎機能，心不全の発症に注意し，連日モニタリングする必要がある．もしリフィーディング症候群が発症した場合は，心不全，乳酸アシドーシスを適切に治療するとともに，ビタミン B_1 やリンが不足している場合には速やかに補給する.

■文献

1) http://www.nice.org.uk/
2) 松添弘樹，清水宏記，畑澤圭子，他. 心肺停止の原因として refeeding 症候群が考えられた 2 症例. 心臓. 2014; 46: 54-60.
3) Schnitker MA, Mattman PE, Bliss TL. A clinical study of malnutrition in Japanese prisoners of war. Ann Intern Med. 1951; 35: 69-96.
4) Friedli N, Stranga Z, Sobotka L, et al. Revisiting the refeeding syndrome: Results of a systematic review. Nutrition. 2017; 35: 151-60.
5) Mehanna HM, Moledina J, Travis J. Refeeding syndrome: what is, and how to prevent and treat it. BMJ. 2008; 336: 1495-8.

〈加藤明彦〉

Case

7 ICU入室患者にみられる低リン血症

Summary

❶ 低リン血症はICU入室時より高率に認める．

❷ 低リン血症はICU入室患者の生命予後や人工呼吸器の離脱期間と関連する．

❸ 腎代替療法を行っている急性腎障害患者も，低リン血症は予後と関連する．

❹ 腎不全用の経腸栄養剤はリン含有量が少ないため，低リン血症の患者には用いない．

症例提示　78歳，男性．腎硬化症を原疾患としたCKDあり（ステージG4A1）．肺炎桿菌による重症肺炎・敗血症のため，人工呼吸器管理が必要となり，集中治療室（intensive care unit: ICU）へ入室．入室時，すぐに血清リンは1.5mg/dL（正常：2.5～4.5mg/dL）と低下していた．入室後より血清クレアチニンが上昇，乏尿が出現したため，持続的急性血液濾過透析（continuous henodiafiltration: CHDF）が必要と判断され，今後のリン管理についてコンサルトされた．

症例へのアプローチおよび鑑別法

　本例では，ICU入室時から低リン血症が存在する．通常，腎臓からのリン喪失を確認するため，リン再吸収率（%TRP）＝{1 －（尿中リン濃度×血清クレアチニン濃度）/（血清リン濃度×尿中クレアチニン濃度）}×100 を計算する（基準範囲：80～94%）．しかし，本例では慢性腎不全があるため，%TRPは低くなり，有用性に乏しい．

Ⅲ　カルシウム・リン・マグネシウム代謝異常

リンは主に近位尿細管から再吸収されるため，近位尿細管障害のマーカーである尿中α1-グロブリンおよびβ2-ミクログロブリンを測定する．さらに，リン代謝を調節する副甲状腺ホルモンおよび1,25(OH)₂ビタミンD濃度も計測する．

リンの細胞内移動を促進する因子としては，高インスリン血症とアルカローシスが代表的である．本例のように人工呼吸器の装着下では，呼吸性アルカローシスが起こりやすい．アルカローシスは細胞内pHを上昇させ，骨格細胞などの解糖系を促進してリンの細胞内取り込みを増やすため，血清リンが低下する．昇圧薬であるカテコラミン投与中も，細胞内にリンが移動する．

治療法はどうする？

上述した検査で，尿細管機能障害や細胞内へのリン移動と関連する病態がみられない場合は，食事からのリン摂取不足が主因と考え，経管または経静脈的にリンを補充する．

腎不全用の経腸栄養剤の成分を表1に示す．例えば，リーナレンL®を1日8パック投与すると，エネルギー1,600kcaL，蛋白質16g，リン320mgとなり，リーナレンM®は蛋白質56g，リン560mgとなる．これらリン摂取量は，「日本人の食事摂取基準（2015年版）」[1]の70歳以上の目安量である1,000mg/日と比べると明らかに少ない．本例ではこれからCHDFが行われるが，市販の血液濾過用補充液にはリンが含まれないため，さらに低リン血症が進行する．したがって，腎不全用の経腸栄養剤ではなく，通常の経腸栄養剤でリン補充する必要がある．

表1 腎不全用経腸栄養剤（125mL/1パック中）

		リーナレンL®	リーナレンM®	レナウェルA®	レナウェル3®
熱量	kcaL	200	200	200	200
蛋白質	g	2	7	0.75	3
糖質	g	35	30	32.3	30
脂質	g	5.6	5.6	8.9	8.9
ナトリウム	mg	60	120	60	60
カリウム	mg	60	60	20	20
カルシウム	mg	60	60	10	10
マグネシウム	mg	30	30	3	3
リン	mg	40	70	20	20
水分	mL	94.8	93.6	94	94

注射用リン酸2カリウム液（20mL）には300mgのリンと20mEqのカリウムが含まれるため，中心静脈栄養では本剤を混注する．脂肪乳剤に乳化剤としてリン脂質が配合されており，20％イントラリポス®250mLにはおよそ124mgのリンが含まれるため，リン補充としても有用である．

　経口/経腸からの補充と静脈からの投与で，血清リンの上昇速度に差がなく，人工呼吸器から離脱期間も同じことが報告されている[2]．したがって，腸管が使える状況であれば，安全性の高い経口/経腸からリン補充することが望ましい．

病態の解説

　ICU入室患者では，10〜80％の患者で低リン血症を認め，高度な低リン血症（＜1mg/dL）では呼吸筋の障害，心不全，不整脈，横紋筋融解，血小板減少症などが発症する．血清クレアチニン＜1.7mg/dLであるICU入室患者では，入室後3日以内に低リン血症が発症しており，約80％の症例が腎からのリン喪失が原因であると報告されている[3]．しかし低リン血症を注射薬で是正しても，必ずしも生命予後は改善せず，低リン血症の発症時期や罹病期間と生命予後も関係しないことより，低リン血症そのものよりも低リン血症を呈する病態の方が生命予後に関連すると思われる[4]．一方で，敗血症の早期に経静脈的なリン補充を行うと，新規の不整脈発生が抑制されることが観察されている[5]．

　急性腎障害（acute kidney injury：AKI）患者においても，血清リン＜2mg/dLになると呼吸筋の働きが抑制され，人工呼吸器からの離脱が遅くなり，気管切開が必要となるリスクが高い[6]．また，持続的腎代替療法（continuous renal replacement therapy：CRRT）の透析量が増えると，低リン血症のリスクは高くなる[7]．CRRT開始前の血清リンが正常〜高値であっても，血液透析施行中に血清リン（＜2.9mg/dL）を認めると，人工呼吸器の離脱期間が延長し，昇圧薬のサポート期間も長くなる[8]．さらに，CRRT施行中に低リン血症（＜2.5mg/dL）が出現すると，生命予後が悪い[9]．

■文献

1) 厚生労働省「日本人の食事摂取基準（2015年版）」策定検討会報告書．日本人の食事摂取基準．菱田　明, 佐々木敏, 監修. 第一出版; 2014. p.266-85.

2) Lemon SJ, Zack SD, Volis SA. No difference in mechanical ventilation-free hours in critically ill patients who received intravenous, oral, or enteral phosphate re-

カルシウム・リン・マグネシウム代謝異常

placement. J Crit Care. 2017; 39: 31-5.

3) Bech A, Blans M, Telting D, et al. Incidence and aetiology of renal phosphate loss in patients with hypophosphatemia in the intensive care unit. Intensive Care Med. 2013; 39: 1785-91.

4) Suzuki S, Egi M, Schneider AG, et al. Hypophosphatemia in critically ill patients. J Crit Care. 2013; 28: 536. e9-536. e19.

5) Schwartz A, Brotfain E, Koyfman L, et al. Association between hypophosphatemia and cardiac arrhythmias in the early stage of sepsis: could phosphorus replacement treatment reduce the incidence of arrhythmias? Electrolyte Blood Press. 2014; 12: 19-25.

6) Demirjian S, Teo BW, Guzman JA, et al. Hypophosphatemia during continuous hemodialysis is associated with prolonged respiratory failure in patients with acute kidney injury. Nephrol Dial Transplant. 2011; 26: 3508-14.

7) The RENAL replacement therapy study investigators. Intensity of continuous renal-replacement therapy in critically ill patients. N Engl J Med. 2009; 361: 1627-38.

8) Lim C, Tan HK, Kaushik M, Hypophosphatemia in critically ill patients with acute kidney injury treated with hemodialysis is associated with adverse events. Clin Kidney J. 2017; 10: 341-7.

9) Yang Y, Zhang P, Cui Y, et al. Hypophosphatemia during continuous veno-venous hemofiltration is associated with mortality in critically ill patients with acute kidney injury. Crit Care. 2013; 17: R205.

〈加藤明彦〉

Case 8

透析患者に伴う高リン血症

Summary

❶ 透析患者の高リン血症は，摂取量が残存する尿中排泄量と，腸管と透析でのリン排泄量を超えると生じる.

❷ 透析患者の高リン血症は，骨代謝異常のみならず，心血管イベントの発症や生命予後悪化の危険因子となる.

❸ 高リン血症の治療方法には，十分な透析，食事療法によるリン摂取制限と薬物療法がある.

❹ 薬物療法には，リン吸着薬やシナカルセトの開始・増量や，ビタミンD製剤の減量・中止がある.

症例提示

55歳，男性

【既往歴】 52歳: 心筋梗塞，54歳: 脳梗塞

【現病歴】 糖尿病性腎症による慢性腎不全のため，50歳より血液透析導入. もともと食事・服薬管理が不良であったが，透析導入後も管理不良が持続し，中2日のドライウエイトに対する透析前体重増加率は10%程度である. 血液検査では，ヘモグロビンA1c (HbA1c) 10%程度，血清補正カルシウム (Ca) 9.5mg/dL程度，血清リン濃度9.0mg/dL程度，副甲状腺ホルモン (i-PTH) 1,000mg/dL程度が持続している. 炭酸カルシウム (カルタン®) 1,500mg (3×)，炭酸ランタン (ホスレノール®) 2,250mg (3×)，セベラマー塩酸塩 (レナジェル®) 9g (3×). シナカルセト塩酸塩 (レグパラ®) 100mg (1×) の処方を受けているが，服薬アドヒアランスは不良である.

Ⅲ
カルシウム・リン・マグネシウム代謝異常

8 透析患者に伴う高リン血症

症例へのアプローチおよび鑑別法

　　血清リンのコントロールは，小腸と腎臓における吸収と排泄のバランス，および骨における吸収と形成のバランスにより決定される．

　　透析患者は，摂取したリンを腎臓から排泄することが十分にできないために，リン排泄は腸管と透析によるが，これらの排泄の合計をリン摂取が超える際，高リン血症を生じる．

　　透析患者では，標準体重1kgあたり0.9~1.2gが蛋白質の摂取基準とされ，リン摂取は蛋白質1gあたり15mg以下が摂取基準とされる[1]．逆にいえば，この量を超えたリン摂取がある場合には，リン吸着薬など薬剤介入が必要であり，さらには薬剤処理能力を超えたリン摂取がある場合，もしくは服薬のアドヒアランスが不良な場合には高リン血症をきたす．

　　本症例は，透析間中2日の体重増加率の推奨値と考慮される5%に比し約2倍の増加を認め，さらに血糖管理の指標とされるHbA1c 6.6%以下[2]を大きく上回っている．同時に高リン血症も顕著なことから，食事摂取全体が過剰で，糖分や蛋白質の摂取過多を想定するのは容易である．

治療法はどうする？

　　治療法には大きく分けて，1）透析療法，2）食事療法，3）薬物療法の3通りがある．これらにより，血清リン濃度を3.5~6.0mg/dLにすることが推奨されている．また透析患者で血清リン濃度の異常を認める際には，血清補正Ca濃度やPTH濃度異常を併発していることが多いが，その際には，血清リン濃度，血清補正Ca濃度，PTH濃度の順に優先して，管理目標内の維持が推奨されている[3]．

1）透析療法

　　十分な透析量を有する血液透析は，高リン血症を防ぐ効果がある．血流量200mL/分以上，透析液流量500mL/分以上，ハイパフォーマンス膜ダイアライザーを用いた週3回・4時間以上の血液透析を行い，single-pool Kt/V urea（spKt/V）1.4以上を確保すべきである[4]．

　　腹膜透析では，週当たりの尿素Kt/Vで評価し，残存腎機能と併せて1.7以上を維持することが必要である．

2) 食事療法

血液透析, 腹膜透析問わず, 標準体重 1kg あたり 0.9〜1.2g が蛋白質の摂取基準であり, その蛋白質 1g あたり 15mg 以下にすることがリンの摂取基準である. リン制限は蛋白質を制限することにより達成されるが, 特にリンを多く含む乳製品や小魚類, さらに保存料などのリン含有添加剤を多く含む加工食品, インスタント食品, 菓子, コンビニ弁当などの摂取を控えることが重要となる.

3) 薬物療法

血清リン濃度と血清補正 Ca 濃度を指標に, 9 つのパターンに分け治療法を選択する (9 分割図, 図 1).

血清リン濃度が高い場合には, リン吸着薬の開始 / 増量, 場合によっては, 活性型ビタミン D 製剤の減量 / 中止や, PTH 高値を伴う場合にはカルシウム受容体作動薬であるシナカルセト塩酸塩を検討する.

a) リン吸着薬

リン吸着薬の使用における注意事項は, リン吸着薬が確実に服用されているかという服薬アドヒアランスを確認することである. また炭酸カルシウムは食直後に, 塩酸セベラマーは食直前に服用するなど, 効果的な服用時期があることである.

現在, リン吸着薬としては, Ca 含有製剤, Ca 非含有製剤に大別され, Ca

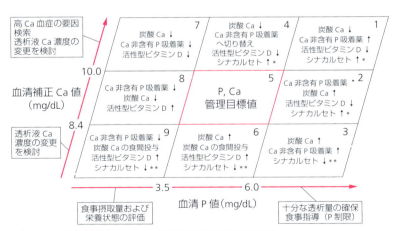

*血清 PTH 濃度が高値, **もしくは低値の場合に検討する.

図 1 血清 Ca, リン補正のための 9 分割図 (日本透析医学会. 慢性腎臓病に伴う骨・ミネラル代謝異常の診療ガイドライン. 透析会誌. 2012; 45: 301-56[3] より)

非含有製剤には，金属タイプとポリマータイプに分類されている．

① Ca 含有製剤

- 沈降炭酸カルシウム（カルタン®）

（機序）消化管内でリン酸イオンを結合し，不溶性のリン酸化合物として糞便中に排泄させることで，リン吸収を抑制する．

（用法・用量）1 日 3g まで．3 分割食直後内服．

（長所）安価，消化器症状などの副作用が軽度．

（短所）Ca 含有率が高いため，投与量の増加による Ca 過剰負荷での血管石灰化を含めた異所性石灰化を起こす．

②非 Ca 含有製剤

（1）金属タイプ

- 炭酸ランタン水和物（ホスレノール®）

（機序）腸管内でリン酸と結合して化合物を形成して糞便中に排泄する．

（用法・用量）1 日 2,250mg まで．3 分割食直後内服．

（長所）炭酸カルシウムやセベラマー塩酸塩と同様な血清リン低下作用を認める．

（短所）嘔吐，悪心，便秘などの消化器症状を比較的多く認めるとともに，腸管穿孔やイレウスなどの重大な副作用をきたすことがある．

- クエン酸第二鉄水和物（リオナ®）

（機序）腸管内でリン酸と結合して難溶性のリン酸第二鉄を形成することで糞便中に排泄する．

（用法・用量）1 日 6,000mg まで．3 分割食直後内服．

（長所）リン低下作用に加え，貧血改善への副次的効果が期待される．

（短所）下痢，便秘，腹部不快感などの消化器症状をきたすことがある．継続投与による鉄過剰の懸念がある．

- スクロオキシ水酸化鉄（ピートル®）

（機序）酸化水酸化鉄（3 価鉄）と炭水化物（スクロールおよびデンプン）からなり，投与後，スクロースやデンプンがグルコースに消化されることで酸化水酸化鉄が遊離されリンが吸着される．

（用法・用量）1 日 3,000mg まで．3 分割食直前内服．

（長所）炭水化物を含有するため既存の 3 価鉄よりも安定化し，長期保存が可能．

（短所）下痢を含めた消化管症状をきたすことがある．

（2）ポリマータイプ

● セベラマー塩酸塩（フォスブロック®など）

（機序）非吸収性の陰イオン交換樹脂（ポリマー）で，消化管内でリン酸イオンと結合し，吸収されることなく糞便中に排泄させることで，リン低下作用を有する．

（用法・用量）1日9,000mgまで．3分割食直前内服．

（長所）血清Ca濃度を上昇させることなく血清リン濃度を低下させる．また胆汁酸と結合することで，血清LDLコレステロールを低下させる．

（短所）消化管内で膨潤するので，便秘，腹痛，腹部膨満，嘔気など消化管症状をきたすことが比較的多い．副作用として腸管穿孔があるため，腸閉塞患者の使用は禁じられている．服薬錠数が多いため，アドヒアランスが不良である．

● ビキサロマー（キックリン®など）

（機序）アミン機能性リン酸結合性ポリマーであり，消化管内でリン酸イオンと結合し，吸収されることなく糞便中に排泄させることで，リン低下作用を有する．

（用法・用量）1日7,500mgまで．3分割食直前内服．

（長所）消化管内での膨潤の程度が小さいため，胃腸障害が少なく軽度である．

（短所）便秘，腹痛，腹部膨満，嘔気など消化管症状をきたすことがある．重大な副作用として腸管穿孔があるため，腸閉塞患者の使用は禁じられている．服薬錠数が多いため，アドヒアランスが不良である．

b）シナカルセト塩酸塩

投与はPTH抑制による骨からのリン吸収抑制作用を有するため，PTH高値を伴う高リン血症では，シナカルセト塩酸塩の開始・増量をする．

病態の解釈

透析患者を含む慢性腎臓病患者の血清Ca，リン濃度の管理には，骨病変との関連のみならず，血管石灰化や生命予後と関連した病態としての認識が重要である[5]．よって，炭酸カルシウムではCa過剰負荷を避け3g/日を上限にすること，塩酸セベラマーがCa含有リン吸着薬（炭酸カルシウム）に比較し，血管石灰化の進行を抑制する報告が存在することから炭酸カルシウム製剤の使用を制限すること，シナカルセト塩酸塩が，総死亡・心血管疾患死亡の低リスクと相関することから，血清Ca濃度が9.0mg/dL以上で，PTHが高値であれ

ば，積極的にシナカルセト塩酸塩を使用するなど，心血管イベントや生命予後を見据えた治療選択が必要である．

■文献

1) 中尾俊之, 菅野義彦, 長澤康行, 他. 慢性透析患者の食事療法基準. 透析会誌. 2014; 47: 287-91.
2) 血液透析患者の糖尿病治療ガイド 2012. 透析会誌. 2013; 46: 311-57.
3) 日本透析医学会. 慢性腎臓病に伴う骨・ミネラル代謝異常の診療ガイドライン. 透析会誌. 2012; 45: 301-56.
4) 日本透析医学会. 維持血液透析ガイドライン: 血液透析処方. 透析会誌. 2013; 46: 587-632.
5) Floege J, Kim J, Ireland E, et al. Serum iPTH, calcium and phosphate, and the risk of mortality in a European haemodialysis population. Nephrol Dial Transplant. 2011; 26: 1948-55.

〈大橋　温〉

Case 9 シスプラチン投与中に出現する低マグネシウム血症

Summary

1. シスプラチンは，epidermal growth factor および transient receptor potential melastatin 6 をダウンレギュレートし，腎臓からのマグネシウム（Mg）喪失を引き起こすことが推測されている．
2. Mg は腎尿細管の能動輸送機構に関与し，低 Mg 血症により腎尿細管細胞におけるシスプラチン濃度が上昇し，近位尿細管障害が起こると想定されている．
3. Mg の予防投与によりシスプラチンのトランスポーターの発現量が調整される機序により，低 Mg 血症の予防による腎障害の軽減が期待できる．

症例提示

71 歳，女性．中咽頭癌 IV A 期に対して化学放射線療法（シスプラチン 80mg/m^2 を 1，22，43 日目に投与．放射線照射：総線量 70Gy）を行う方針となり入院した．入院時血清クレアチニン（Cr）0.70mg/dL，クレアチニンクリアランス（CCr）69.4mL/分，血清カリウム（K）4.4mEq/L，血清カルシウム（Ca）9.2mg/dL，血清マグネシウム（Mg）2.3mg/dL であった．治療前日より腎障害の軽減目的で細胞外液の点滴が開始され，1 日目にシスプラチンが投与された．その他，制吐薬としてアプレピタント，パロノセトロンおよびデキサメタゾンが投与された．8 日目に血清 Cr 2.00mg/dL へ上昇，血清 K 2.7mEq/L，血清 Ca 4.8mg/dL，血清 Mg 0.6mg/dL へ低下し，腎機能障害，低 K 血症，低 Ca 血症，低 Mg 血症を認め，食思不振，筋力低下，テタニーを呈するようになった．この時の尿中 Mg，Cr 排泄は，各々 1.8mg/dL，58mg/dL であった．

III カルシウム・リン・マグネシウム代謝異常

症例へのアプローチおよび鑑別法

▶1. 低Mg血症のアプローチ

スポット尿でFE$_{Mg}$（fractional excretion of magnesium）を確認し，消化管からの喪失か腎からの喪失かを判断する．

FE$_{Mg}$が2%以上であれば，腎からのMg喪失を疑う．

FE$_{Mg}$を計算する際は，循環Mgは70%のみが遊離しており，これが糸球体で濾過されるため，血清Mgに0.7をかけて計算をする．

$$FE_{Mg}=\frac{尿中Mg×血清Cr}{0.7×血清Mg×尿中Cr}×100$$

本例では，FE$_{Mg}$ 14.8%と腎からのMg喪失を示唆する所見であった．

▶2. 腎から喪失の場合の鑑別

アルコール多飲，薬剤（利尿薬，アミノグリコシド，アムホテリシンB，シスプラチン，シクロスポリン，タクロリムス，ペンタミジン，プロトンポンプ阻害薬，ビスホスホネート，モノクローナル抗体など），尿細管機能異常症（Bartter/Gitelman症候群），原発性副甲状腺機能亢進症，原発性アルドステロン症などがあがる[1]．

本例では，シスプラチン投与1週間後に低Mg血症を認めた経過があり，他の薬剤に疑わしいものがないことから，シスプラチンによる薬剤性低Mg血症と判断した．

治療法はどうする？

硫酸Mgの経静脈投与（硫酸Mg 20mEqを10分で静注，その後40mEq/日で連日持続投与し，漸減）を開始した．同時にKおよびCaの補充も開始した．自覚症状は速やかに改善傾向となり，低K血症および低Ca血症は3日後には改善したが，低Mg血症は持続した．しかし，Mg補充を継続したところ，血清Mg 2mg/dL程度で維持できるようになったため，投与開始18日後に補正を終了した．この時点でCr 1.40mg/dL，CCr 34.7mL/分と腎機能障害が遷延していたため，2コース目以降のシスプラチン投与を中止し，放射線単独で治療を継続することとなった．

病態の解説

▶ 1. 低 Mg 血症と腎障害

シスプラチンによる腎障害は，急性腎障害，慢性腎障害，低マグネシウム血症，および多尿という形で臨床的に発見される．急性腎障害を予測する因子として，低アルブミン血症，喫煙，女性，高齢（1 歳あたり 1.03 倍リスクが増える），他の抗がん薬の併用，血清カリウム，心・血管系疾患や糖尿病の合併，進行癌，シスプラチン総投与量などが報告されている[2]．薬物動態をみると，シスプラチンは主として腎臓より排泄される．投与後 24 時間以内に約 20％が尿中に排泄されるが，血中濃度は 2 相性で β 相半減期は 100 時間と長い．腎臓におけるシスプラチン濃度は，血中および他の組織の濃度に比較して数倍高値である．腎臓内でも，腎皮質，さらには近位尿細管の S3 セグメントで濃度が最も高値となるため，同部位の尿細管上皮細胞が最も障害を受けやすい．シスプラチンの取り込みには基底膜側の organic cation transporter 2（OCT2）の関与が，排出には刷子縁側に存在する multidrug and toxin extrusion protein 1（MATE1）の関与が示唆されている．シスプラチンは細胞内に取り込まれ，ミトコンドリア DNA を障害してアポトーシスを生じる．さらにシスプラチンの細胞内沈着により，炎症や酸化ストレス，虚血性障害も生じる．病理組織所見では，散在性に障害された近位尿細管上皮の核が大型化し，異型（bizzare）な形態を呈することが，シスプラチン腎症に特異的である．

シスプラチンによる腎障害と低 Mg 血症の間には相互関係が知られている．最近の研究では，epidermal growth factor（EGF：上皮成長因子）が，Mg チャネルである transient receptor potential melastatin 6（TRPM6）を介して遠位尿細管の Mg 再吸収を刺激することが示されているが，ラットの実験では，シスプラチン投与が腎臓における EGF および TRPM6 をダウンレギュレートし，腎臓からの Mg 喪失を引き起こすことが推測されている[3]．その一方で，Mg は腎尿細管における能動輸送機構に関与するとされ，低 Mg 血症により腎尿細管細胞におけるシスプラチン濃度が上昇し，近位尿細管障害を起こすことが想定されている．

Mg の予防投与の効果については，高用量シスプラチンを投与した患者において，Mg 投与と非投与で腎障害を比較したランダム化比較試験が 2 件とレトロスペクティブな検討試験が 1 件ある．それらによれば，Mg 予防投与により低 Mg 血症予防作用が生じ，それに伴い腎障害を含めた有害反応を軽減できることが推察されているため，Mg の予防投与は推奨されている[2]．そのメカニ

ズムとしては，シスプラチン投与によるトランスポーターの発現量を調べた
ラットの研究で，Mg の同時投与により OCT2 の発現量を減少させ，MATE1
の発現量を増加させることによる腎臓内の白金蓄積量の減少によることが考慮
されている[4].

▶2. 低 K 血症の合併

低 Mg 血症の約 40〜60％に低 K 血症を合併する．Mg は K チャネルである
renal outer medullary potassium channel（ROMK）に結合し，K 排泄を
阻害する．このため細胞内の Mg が欠乏していると尿中の K 排泄が増加する．
Mg 欠乏は低 K 血症を悪化させ，K による治療に対して不応性になるため Mg
の同時投与が必要である[5].

▶3. 低 Ca 血症の合併

低 Mg 血症では，副甲状腺ホルモン（PTH）の分泌低下および骨や腎臓の
PTH の感受性低下により，低 Ca 血症を合併する．Mg 欠乏は副甲状腺および
PTH 標的器官におけるサイクリック AMP の産生を妨げることが示唆されて
いるが，詳細な機序は不明である．低 Ca 血症は Mg 補充以外の治療に抵抗性
であるため，Mg の同時投与が必要である．

■文献

1）Gröber U, Schmidt J, Kisters K, et al. Magnesium in prevention and therapy. Nutrients. 2015; 23: 8199-226.
2）日本腎臓学会, 日本癌治療学会, 日本臨床腫瘍学会, 他. がん薬物療法時の腎障害診療ガイドライン 2016. 東京: ライフサイエンス出版; 2016; p.18-28.
3）Ledeganck KJ, Boulet GA, Bogers JJ, et al. The TRPM6/EGF pathway is down-regulated in a rat model of cisplatin nephrotoxicity. PLoS One. 2013; 8: doi: 10.1371/journal.pone.0057016
4）Saito Y, Okamoto K, Kobayashi M, et al. Magnesium attenuates cisplatin-induced nephrotoxicity by regulating the expression of renal transporters. Eur J Pharmacol. 2017; 18: doi: 10.1016/j.ejphar.2017.05.034
5）Huang CL, Kuo E. Mechanism of hypokalemia in magnesium deficiency. J Am Soc Nephrol. 2007; 18: 2649-52.

〈松山貴司，大橋　温〉

Case

1 市販鎮痛薬の長期内服による 高クロール血症

Summary

❶ ブロムワレリル尿素を含む薬剤の長期内服により，血中ブロム濃度が上昇し，偽性の高クロール血症をきたす．

❷ ブロムワレリル尿素を含む一般（OCT）薬はナロンエース®とウット®である．

❸ 臨床化学自動分析装置と比較し，ガス分析装置で計測した血清クロール濃度のほうがブロムの干渉が少ない．

症例提示

　82歳，女性．慢性的な頭痛があり，一般（OCT）薬のナロンエースプラス®を定期的に内服していたが，最近になって頭痛がひどくなったため，1回2錠，1日2～3回内服していた．数日前より発語が不明瞭となり，意味不明な言動や食欲低下がみられるため，救急外来を受診．生化学検査で，血清ナトリウム（Na）136mEq/L，カリウム（K）4.2mEq/L，重炭酸（HCO_3^-）イオン濃度24.8mEq/Lであったが，血清クロール（Cl）が128mEq/Lと異常高値であった．一方，血清クレアチニン，アルブミン，免疫グロブリン，血清カルシウム（Ca），マグネシウム（Mg）は正常範囲であった．

症例へのアプローチおよび鑑別法

▶1. アニオンギャップ（AG）の計算

　まず，$AG = Na^+ + K^+ - (Cl^- + HCO_3^-)$ の式からAGを計算する．本例では，$AG = 136 + 4.2 - (128 + 24.8) = -12.6mEq/L$ であり，AGがマイナスに傾いていた．

IV

その他の電解質・酸塩基平衡の異常

167

▶2. AG がマイナスまたは低下する病態

AG が低下またはマイナスとなることは稀であり，全検体の 0.8~3%である[1]．表 1 にその原因を示す．本例では低アルブミン血症，高 Ca 血症，IgG 上昇など AG 低下に関与する異常はなく，ブロムワレリル尿素を含む OCT 薬を長期間内服していた経過より，ブロム中毒に伴う偽性高 Cl 血症を最も疑った．

表 1 アニオンギャップ（AG）が低下またはマイナスになる原因
(Kraut JA, Clin J Am Soc Nephrol. 2007; 2: 162-74[1] を改変)

原因	コメント
AG の低下	
測定エラー	最も頻度が多い
血清 Na の過小評価	高 Na 血症または高中性脂肪血症
血清 Cl の過剰評価	イオン電極法では稀
血清 HCO_3^- の過剰評価	血清中に白血球が混入
低アルブミン血症	血清アルブミンが 1g/dL 低下すると AG は 2.3mEq/L 低下する
IgG 上昇	IgG は陰荷電のため，IgG が上昇すると AG は低下する
ブロム（臭素）中毒	ブロムが Cl と同じハロゲン属のため，Cl 測定に干渉する．血清ブロムが 1mEq/L 上昇すると，血清 Cl は 3mEq/L 偽性上昇する．
高カルシウム血症	原発性副甲状腺機能亢進症で AG が低下するとの報告あり
高マグネシウム血症	理論的には AG を低下させる
ポリミキシン B	薬剤に Cl が含まれる場合
ヨード中毒	ブロム同様，Cl 測定に干渉するが，ヨード中毒自体は非常に稀
リチウム中毒	リチウム濃度＞4mEq/L で血清 Cl が上昇
AG がマイナス	
測定エラー	最も頻度が多い
ブロム（臭素）中毒	2 番目に多い原因
IgG 型多発性骨髄腫	稀
ヨード中毒	稀

治療法はどうする？

まず OCT 薬を中止し，補液療法で腎臓からのブロム排泄を促す．ブロムワレリル尿素の体内半減期は 2.5 時間と短いが，ブロムの血中半減期は約 12 日である．本例では OCT 薬を中止することで，ブロム中毒による精神・神経症状や食思不振が改善するとともに血清 Cl 濃度は低下し，中止 10 日後に正常化した．

病態の解説

臨床化学自動分析装置による Cl 測定では，少量の検体を希釈し，イオン選択電極法によって複数項目を同時計測する間接法が用いられる．しかし，本法は検体中の蛋白質や脂質などの粒子によって正確に測定できない欠点がある．ブロムやヨードなどのハロゲンは，Cl よりも高感度に測定されてしまうため，これらハロゲンが血中に存在すると Cl 測定系は干渉される．これまでの報告[2]では，ブロム中毒により血清 Cl が 115〜219mEq/L まで上昇することが報告されている．

ブロム粒子の干渉を受けないためには，電量滴定法による定量が必要であるが，実臨床では難しい．しかし同じイオン選択電極法でも，血液ガス分析器で用いられる直接法ではブロムの干渉が少ない．そのため，ブロム中毒による偽性の高 Cl 血症が疑われる場合は，血液ガス装置を用いて Cl 濃度を再検し，両者に乖離がないかを確認する．

現在，ブロムワレリル尿素が配合されている OCT 薬は，国内では鎮痛薬のナロンエース®（大正製薬）と睡眠改善薬のウット®（伊丹製薬）のみである．ナロンエース®には 2 錠あたり 200mg，ウット®には 3 錠あたり 250mg のブロムワレリル尿素が含まれる．また，ブロムワレリル尿素（ブロバリン原末）は催眠鎮痛薬として処方可能である．ブロムワレリル尿素は薬物依存性があるため，肝機能障害があるとブロム中毒が起きやすい．

現在，小児の難治てんかんでブロム剤が再評価されており，特に乳児重症ミオクロニーてんかん（Drave 症候群）には特異的に効くことが明らかになっている．しかし古い薬剤のため，詳細な薬剤情報が入手できない．最近は，12 歳の女児がブロム剤（臭化カリウム）を 2 年間内服することで，偽性高 Cl 血症（171mEq/L）を発症したと報告されている[3]．

■文献

1) Kraut JA, Madias NE. Serum anion gap: its uses and limitations in clinical medicine. Clin J Am Soc Nephrol. 2007; 2: 162-74.

2) 橋田英俊, 本田俊雄, 森本尚孝, 他. 市販鎮痛剤常用量の服用による慢性ブロム中毒の1例. 日老医誌. 2001; 38: 700-3.

3) Chegondi M, Totapally BR. Spurious hyperchloridemia and negative anion gap in a child with refractory epilepsy. Case Rep Crit Care. 2016; 2016: 7015463.

〈加藤明彦〉

Case

2 長期間の中心静脈栄養中に出現した 白血球減少，原因は？

Summary

❶ 銅欠乏により，鉄不応性貧血や白血球（好中球）減少が起きる．

❷ 長期間，微量元素を含まない中心静脈栄養（TPN）を行うと出現する．

❸ 亜鉛の大量補充でも銅欠乏が起きる．

❹ 肥満手術であるルーワイ（Roux en-Y）バイパス術後に銅欠乏が出現する．

症例提示　60歳，女性．40歳で非特異的多発性小腸潰瘍と診断され，高度な低アルブミン血症が出現した時に成分栄養剤（エレンタール®）と中心静脈栄養（TPN）による栄養管理が行われた．2カ月前に中心静脈ポートが留置され，週4回のTPN（ネオパレン®1号輸液）が開始されたが，徐々に全身倦怠感が出現．血液検査でヘモグロビン5.1g/dL，白血球数1,300/μL，好中球数550/μLを認めたため，精査加療目的で入院となった．

症例へのアプローチおよび鑑別法

　入院時，鉄剤および亜鉛製剤（プロマック®）を内服しており，血清鉄や亜鉛の低下はなかった．同様に，葉酸およびビタミンB$_{12}$の血中濃度は正常範囲であり，骨髄所見も正常であった．

　本例では，長期間にわたってエレンタール®（1包あたり銅0.2mg）とネオパレン®1号液｛銅なし｝による栄養療法が行われており，赤血球および白血球（好中球）の減少を同時に認めたことより，第一に「銅欠乏症」を疑った．血清銅を測定したところ1μg/dL（正常範囲68〜128μg/dL）と低下していた．

Ⅳ

その他の電解質・酸塩基平衡の異常

171

2 長期間の中心静脈栄養中に出現した白血球減少, 原因は？

治療法はどうする？

　本例では蛋白漏出を伴った難治性小腸潰瘍が存在するため経腸から銅を投与せず, 高カロリー輸液用微量元素製剤のエレメンミック® 1 アンプル (銅 0.4 mg) を TPN から投与した. その結果 2 週間後には好中球数は 1,320/μL まで増え, 輸血によって上昇したヘモグロビンは 10 g/dL 以上で維持可能となった (図1). 血清銅は, エレメンミック®投与 14 日後に 10 μg/dL へ上昇した.

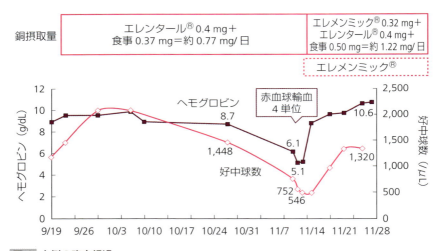

図1　本例の臨床経過

病態の解説

　銅は生体内に約 80 mg 存在し, 約 50％は筋肉や骨, 約 10％は肝臓中に分布する. 銅欠乏の主症状は血液系の障害であり, 鉄不応性の小球性小色素性貧血, 白血球減少, 好中球減少が特徴的である. 貧血の原因として, セルロプラスミン低下によって Fe^{2+} が Fe^{3+} に変換されないため, 鉄とトランスフェリンが結合できなくなり, 輸送障害を惹起するためと考えられる. 白血球の減少は, ①好中球寿命の短縮, ②顆粒球の成熟障害, などの機序が提唱されている. その他の症状として末梢神経障害, 骨異常, 毛髪の色素脱出, 筋緊張低下, 易感染性などがある[1].

　日本人の食事摂取基準 (2015 年版)[1] では, 成人の推定平均必要量は男性が

0.7mg/ 日，女性が 0.6mg/ 日であり，50 〜 69 歳の女性は 0.8mg/ 日を推奨している．本例では，入院前の推定銅摂取量は 0.77mg/day だったことより，多発性小腸潰瘍による銅の吸収不良により，銅欠乏症が発症したと思われる．

長期間にわたり，銅含有量の少ない経腸栄養剤の投与や微量元素製剤を含まない TPN を行うと，銅欠乏症が発症する．通常の経腸栄養剤は，銅の含有量は 100kcal あたり 50 〜 180 μg であるため，経腸栄養剤のみでは必要量を確保できない場合がある．実際，経管栄養を平均 31.3 カ月行っている高齢施設入所者では約半数に銅欠乏を認め，貧血や白血球減少の程度と関連する[2]．一方で，10g あたり 0.38g の銅を含むココア粉末を最初の 2 週間は 10g，それ以降は 5g 混入することにより，銅欠乏症による貧血や白血球減少症が改善する[3]．最近の経腸栄養剤には 1 日必要量の銅が含まれるため，銅欠乏症のリスクは減っている．

亜鉛は 2 価の銅イオンが divalent metal transporter 1 と結合し吸収される過程で競合する．通常の食事では銅：亜鉛比が 1：15 〜 30 以上になると銅吸収が抑制されるため，亜鉛を 150mg/ 日以上内服すると銅欠乏が起こりうる[4]．

銅の吸収部位は，胃〜近位十二指腸である．そのため，標準的な肥満手術であるルーワイ（Roux en-Y）バイパス術後には，9.6 〜 18.8％の頻度で銅欠乏が出現する[5]．胃切除の既往歴がある患者では，胃・十二指腸を経由せず経空腸的に長期間の栄養補給すると，銅欠乏が発症することも報告されている[6]．

■文献

1) 厚生労働省「日本人の食事摂取基準（2015 年版）」策定検討会報告書. 日本人の食事摂取基準. 菱田　明, 佐々木敏, 編. 東京: 第一出版; 2014.

2) Chen CC, Takeshima F, Miyazaki T, et al. Clinicopathological analysis of hematological disorders in tube-fed patients with copper deficiency. Intern Med. 2007; 46: 839-44.

3) Tokuda Y, Kashima M, Kayo M, et al. Cocoa supplementation for copper deficiency associated with tube feeding nutrition. Intern Med. 2006; 45: 1079-85.

4) 荒金英樹, 西村　敏, 兼子裕人, 他. TPN, EN 中に発症した銅欠乏症による好中球減少症の一例. 静脈経腸栄養. 2008; 23: 643-6.

5) Gletsu-Miller N, Broderius M, Frediani JK, et al. Incidence and prevalence of copper deficiency following Roux-en-Y gastric bypass surgery. Int J Obes. 2012; 36: 328-35.

6) 中瀬　一, 小泉恵子, 堀込かずみ, 他. 長期空腸的栄養管理中に銅欠乏性貧血を呈した 1 例. 静脈経腸栄養 2015; 30: 972-5.

〈加藤明彦〉

Ⅳ その他の電解質・酸塩基平衡の異常

Case 3 大酒家にみられる電解質異常

Summary

❶ Mg は一般的なスクリーニング検査には含まれていない場合が多く，疑わないと診断が困難である．

❷ 慢性的なアルコール多飲により Mg 欠乏が生じ，低 K 血症，低 Ca 血症，低 P 血症など複雑な電解質異常を生じる．

❸ 低 Mg 血症に起因する各種電解質異常は，適切に Mg が補正されないと治療抵抗性である．

症例提示　45 歳，男性．主訴：動けない．現病歴：数年前からアルコール性肝機能障害を指摘されていたが飲酒は継続していた．最近は朝から飲酒を行うようになり食事摂取量も少ない状態が継続していた．同時期より頻回の水様便を認めるようになった．自宅で動けなくなっているところを家人に発見され当院に救急搬送された．

所見：身長 160cm，体重 45kg，血圧 120/80mmHg，脈拍 100/ 分，呼吸数 16 回 / 分．意識清明．るいそうを認める．他の一般身体所見に特記する異常なし．

検査所見：Na 139mEq/L，K 1.9mEq/L，Cl 88mEq/L，Ca 5.5mg/dL，P 2.4mg/dL，Mg 1.1mg/dL，Alb 1.8g/dL，血液ガス分析：pH 7.640，PCO_2 33.8mmHg，PaO_2 92mmHg，HCO_3 36.4mmol/L

症例へのアプローチおよび鑑別法

典型的なアルコール多飲患者では診断に苦慮することは少ない．病歴が不明である場合や，来院した理由がアルコールと直接関連する病態でない場合など

は判断が難しい可能性がある．大酒家に合併する電解質異常で，病態の中心は低 Mg 血症となるが，血清 Mg は一般的なスクリーニング検査では測定されない場合があり，また測定が院内で行えない施設も多く存在する．複合的な電解質異常や心電図変化（QRS 拡大，T 波増高，QT 延長）から低 Mg 血症を想起することが大切である．

治療法はどうする？

慢性的なアルコール多飲は，低栄養，低血糖，酸塩基平衡異常に加えて，Mg 欠乏，低 K 血症，低 Ca 血症，低 P 血症など複雑な電解質異常を生じる．図 1 にアルコール多飲によって生じる電解質異常の概略をまとめる．下記の「病態の説明」も参考にしていただきたいが，病態の中心は低 Mg 血症になると考えられる．特に，重度の低 Mg 血症が存在していると，Mg の補正を行わなければ他の電解質の補正は困難であるため，初期から Mg の補充が必要になる．

心電図変化やテタニーを伴う症候性の低 Mg 血症の場合，硫酸 Mg 1〜2g（マグネゾール® 2g/1A，コンクライト Mg® 243mg/1A）を 10 分程度かけて静注し，その後，同量を 8〜24 時間かけて点滴投与する．血清 Mg の上昇は尿中 Mg 排泄増加に最も影響する因子のため，静注で補正を行うと投与した Mg の最大 50％が尿中に排泄されてしまう．経静脈投与を継続しても細胞内の Mg 欠乏を補充するには時間がかかるため，急性期を脱したら経口（酸化マグネシウ

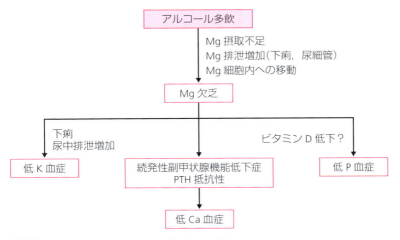

図 1 アルコール多飲による電解質異常発症機序

ム）で緩徐に補正を行うほうがよい．無症候性の場合は初めから経口投与でよいが，Mg 製剤の内服は下痢を悪化させ，低 Mg 血症や併存する低 K 血症を悪化させることがあるため注意が必要になる．

また，併発が予想されるアルコール離脱せん妄予防のためのベンゾジアゼピン投与，Wernicke 脳症予防のためのビタミン B_1 投与も忘れずに行わなければならない．

病態の説明

低 Mg 血症は，大酒家の約 30％で合併することが報告されており，アルコールに関連する最も頻度の高い電解質異常である[1]．また，Mg はホルモンによる細胞内外の移動，尿細管での再吸収の調節機構がなく，細胞内外の移動に制限もあるため，体内全体での Mg 欠乏が必ずしも低 Mg 血症になるわけではない．このため，潜在的な Mg 欠乏はさらに多いと考えられる．Mg 欠乏は複数の機序で生じ，①Mg 摂取の低下（特に栄養状態が悪い患者），②カテコラミン増加やアルカローシスによる細胞内への Mg 移動，③下痢による腸管からの喪失や尿中への Mg 排泄増加などが指摘されている．アルコールによる尿細管での Mg 排泄増加は，エタノールの直接作用以外に低 P 血症や続発性副甲状腺機能低下症の影響を受けている．この作用はアルコール中止後 4 週間程度で改善することが知られている[1]．

低 K 血症は低 Mg 血症患者の 40〜60％で合併する．これは，大酒家では下痢や摂取不足という両電解質異常を生じる共通の原因が存在することと，低 Mg 血症による尿細管での K 排泄増加が原因となる．低 Mg 血症により尿細管細胞内の Mg が欠乏すると，ATP が抑制される．これにより，ヘンレの太い上行脚や皮質集合管に存在する ATP 依存性に抑制されている K チャネルが活性化し，尿中への K 排泄が増加する．このため，低 Mg 血症に起因する低 K 血症は単純な K 補充には抵抗性であり，先に Mg 補充を行わなければならない[2]．

低 Mg 血症は副甲状腺ホルモン（PTH）の分泌不全を生じるのみならず，様々な程度で骨の PTH 抵抗性を生じる．低 Mg 血症による続発性副甲状腺機能低下症に加えて，PTH 抵抗性により骨から血中への Ca 供給が低下し低 Ca 血症を生じる[2]．このため，Mg 補正後 PTH が速やかに上昇するが，血清 Ca 値は PTH 抵抗性の程度によって，Ca よりも補正に時間を要する患者が存在する．また，アルコール多飲患者では，血清 Mg が正常であっても全身の Mg 欠乏は否定できない．他の一般的な原因が否定された低 Ca 血症合併のアルコール多

飲患者において，血清 Mg が正常であっても組織の Mg は欠乏しており，Mg 補充によって低 Ca 血症の改善を認めたという報告もある[3]．Mg 欠乏のリスクが高い患者群で，Mg 欠乏によると考えられる症状を認めている場合には一考に値するであろう．

　低 P 血症も低 Mg 血症に合併する電解質異常である．大酒家では下痢や低栄養のため腸管での P 吸収量が不足している．さらには，尿細管での P 排泄が亢進しており，この作用は低 Mg 血症補正後改善する[4]．大酒家で合併しやすいビタミン D 欠乏が原因とする意見もあるが，低 Mg 補正後に低 P 血症は改善するが，ビタミン D 欠乏は改善しなかったという報告もあり，P 排泄が亢進している詳細な理由は不明である[2]．

■文献

1) Elisaf M, Merkouropoulos M, Tsianos EV, et al. Pathogenetic mechanisms of hypomagnesemia in alcoholic patients. J Trace Elem Med Biol. 1995; 9: 210-4.
2) Agus ZS. Hypomagnesemia. J Am Soc Nephrol. 1999; 10: 1616-22.
3) Ryzen E, Nelson TA, Rude RK. Low blood mononuclear cell magnesium content and hypocalcemia in normomagnesemic patients. West J Med. 1987; 147: 549-53.
4) Vamvakas S, Teschner M, Bahner U, et al. Alcohol abuse: potential role in electrolyte disturbances and kidney disease. Clin Nephrol. 1998; 49: 205-13.

〈磯部伸介，大橋　温〉

Case

4 肝硬変にみられる代謝性アシドーシス

IV その他の電解質・酸塩基平衡の異常

Summary

❶ 肝硬変患者では，多彩な酸塩基平衡異常を認める．

❷ AG が開大した代謝性アシドーシスを認めた際には，他の酸塩基平衡異常が混合していないか評価をする．

❸ AG が開大した代謝性アシドーシスを認めた際には，ケトアシドーシス，乳酸アシドーシス，薬物中毒などを念頭に精査をする．

❹ AG が開大した代謝性アシドーシスを認めた際には，原因疾患の治療を最優先し，安易な 7%炭酸水素ナトリウムによるアシドーシスの是正は過補正になる危険があるため避けるべきである．

症例提示

58 歳，男性．主訴は意識障害．45 歳ころから慢性 B 型肝炎による肝硬変と診断されている．50 歳時にアルコール性急性膵炎にて入院した際に，糖尿病や食道静脈瘤を指摘されている．普段の飲酒量は日本酒 3 合 / 日程度であったが，ここ 2 週間ほど食事をあまりとらず，飲酒量は日本酒 8 合 / 日程度まで増加していた．倦怠感が出現したが，風邪をひいたと思い，感冒薬を服用していた．しかし倦怠感はさらに増強し，意識がもうろうとしてきたため，救急搬送された．Glasgow Coma Scale は E3V4M5．体重 50kg，血圧 88/48mmHg，脈拍 105 回．体温 35.6℃．呼吸数 25/ 分と頻呼吸を認める．眼瞼結膜に黄染を認める．腹部はやや膨隆し，下腿に浮腫を認める．生化学検査では AST や ALT，ビリルビン値の軽度上昇を認めた．また，Na 134mEq/L，K 4.9mEq/L，Cl 102mEq/L，Alb 2.5g/dL であった．アンモニアは正常範囲内であった．動脈血液ガス分析では，pH 7.085，PO_2 104mmHg，PCO_2 25mmHg，HCO_3^- 10mEq/L と著明な代謝性アシドーシスを認めた．乳酸値は

6mmol/Lと上昇していた。血清ビタミンB_1値の低下を認めなかった。血糖値は48mg/dLと低血糖を認めた。尿検査は異常を認めなかった。血中ケトン体分画では、βヒドロキシ酪酸優位のケトン体増加を認めた。

症例へのアプローチおよび鑑別法

▶1. 意識障害へのアプローチ

　肝硬変患者に意識障害を認めた場合、頭蓋内疾患から代謝性疾患、薬物中毒まであらゆる可能性を考慮する必要がある。本例は高アンモニア血症も認めず、肝性脳症は否定した。頭部CTでは出血や梗塞など頭蓋内病変を認めなかった。意識障害の原因は低血糖および著明な代謝性アシドーシスであると判断した。

▶2. 代謝性アシドーシスの鑑別法

　代謝性アシドーシスを認めた際にはアニオンギャップ（anion gap: AG）開大の有無をみる必要がある。AGは$Na-(Cl+HCO_3^-)$で求められ、AGの正常範囲は10～14mEq/Lであるが、本例のように低Alb血症を認める場合は、陰イオンであるAlbが減少しているため、血清Alb値1g/dLの低下に対しAGは約2.5mEq/L低下するので注意が必要である。本例ではAG＝134-（102+10）＝21mEq/Lであり、低Alb血症を考慮してもAGの開大した代謝性アシドーシスということになる。

　またAGの開大した代謝性アシドーシスを認めた場合には、他の酸塩基平衡異常が隠れていないか検証する必要がある。まず、AGが開大していないと仮定したときのHCO_3^-（補正HCO_3^-）を計算する。補正HCO_3^-は測定HCO_3^-＋（AG-正常AG）で計算される。本例の場合、低Alb血症を認めるためAGの正常値を8とすると、補正HCO_3^-は、10+（21-8）＝23mEq/Lである。これが24±2mEq/L程度の範囲から外れ、多ければ代謝性アルカローシス、少なければAGの開大しない代謝性アシドーシスも混合していることになる。

　さらに代謝性アシドーシスを認めた場合には、呼吸による代償反応の程度を確認する必要がある。代償性変化の予測式としてΔPCO_2(mmHg)＝(1～1.3)×ΔHCO_3^-(mEq/L)が用いられ、本例では、ΔPCO_2(mmHg)＝(1～1.3)×(24-10)(mEq/L)＝14～18mmHgであり、PCO_2が22～26mmHgになる

4 肝硬変にみられる代謝性アシドーシス

表1 アニオンギャップ（AG）が増加する代謝性アシドーシス

• 乳酸アシドーシス	• サリチル酸塩中毒
• アルコール性ケトアシドーシス	• メタノール中毒
• 糖尿病性ケトアシドーシス	• エチレングリコール中毒
• 尿毒症性アシドーシス	• パラアルデヒド中毒

と考えられる．本例の PCO_2 は 25mmHg であり，生理的な代償の予測範囲内である．以上より，本例は，AG が開大した代謝性アシドーシスのみが存在していることになる．

AG が増加する代謝性アシドーシスを表1に示す．本例は病歴上，薬剤の服用歴はなく，β ヒドロキシ酪酸優位のケトン体と乳酸値が上昇していたことより，肝硬変に伴うケトアシドーシスと乳酸アシドーシスと診断した．またケトアシドーシスを認めた場合，高血糖の有無や血中ケトン体分画の測定は，糖尿病性ケトアシドーシスとの鑑別に有用である．

治療はどうする？

本例はまずブドウ糖の補充と脱水の是正を優先して行うべきである．また，ケトン体や乳酸のような有機酸が蓄積している場合は，その原因疾患の治療が第一である．原因疾患が改善しなければ，アシドーシスも改善しない．その原因が除去されると，蓄積した有機酸が代謝され重炭酸が産生されるため，安易なアルカリ補正は危険である．本例は，高濃度ブドウ糖液による低血糖や飢餓の改善と細胞外液輸液による脱水の是正により意識障害やアシドーシスは徐々に改善した．

病態の解説

肝硬変などの進行した肝疾患には多彩な酸塩基平衡異常を認める（表2）[1]．最も多い酸塩基平衡異常は，高アンモニア血症や腹水貯留などによる慢性呼吸性アルカローシスである[1]．利尿薬投与や低 K 血症に伴う代謝性アルカローシスもしばしば認める．AGの開大した代謝性アシドーシスは肝硬変患者の10～20％に認めると報告されている[2]．本例は肝硬変患者の慢性的なアルコール常用による栄養不良に加え，極度に食事摂取が低下したことによる脱水や飢餓が引き金となりケトアシドーシスを呈した．体内に入った多量のアルコールは肝臓でアセトアルデヒド→アセチル CoA，最終的にはケトン体である β ヒドロ

表2 末期肝疾患に伴う酸塩基平衡異常（Jiménez JV, et al. Dig Dis Sci. 2017[1] より改変）

| | 代謝性アシドーシス | | 呼吸性
アシドーシス | 代謝性
アルカローシス | 呼吸性
アルカローシス |
	AG 増加	AG 正常			
末期肝疾患と その合併症 に関連する もの	乳酸アシドー シス 腎不全（重度）	希釈（third spaceへ の漏出） 腎不全（軽度 〜中等度）	肺低換気 （進行した肝 性脳症）	嘔吐などによ るCl低下 K低下 低アルブミン 血症	過換気 （高アンモニ ア血症や腹 水貯留）
末期肝疾患と 治療に関連 するもの		生理食塩水点 滴による希 釈 ラクツロース による下痢 抗アルドステ ロン薬		ループ利尿薬 によるCl 低下 輸血によるク エン酸中毒	
末期肝疾患と 原疾患に関 連するもの	アルコール性 ケトアシ ドーシス 薬物中毒(メタ ノール, サ リチル酸塩, エチレング リコール)	尿細管性アシ ドーシス			

キシ酪酸へと代謝される．この過程で，NADH/NAD比が増加するが，糖新生の抑制，乳酸産生亢進を引き起こすため，アルコール性ケトアシドーシスでは乳酸アシドーシスも合併しやすい[3]．また肝硬変患者では，グリコーゲン貯蔵量の低下を認めるため，本例のような病態では容易に低血糖をきたす．

■文献

1) Jiménez JV, Carrillo-Pérez DL, Rosado-Canto R, et al. Electrolyte and acid-base disturbances in end-stage liver disease: a physiopathological approach. Dig Dis Sci. 2017; doi: 10.1007/s10620-017-4597-8.

2) Musso CG, Juarez R, Glassock RJ. Water, electrolyte, acid-base, and trace elements alterations in cirrhotic patients. Int Urol Nephrol. 2017; doi: 10.1007/s11255-017-1614-y.

3) 松田道隆, 小松康宏, 瀧 史香, 他. アルコール性ケトアシドーシスと乳酸アシドーシスを合併した大酒家の1症例. 臨床体液. 2009; 36: 41-5.

〈辻 孝之〉

Case 5

ビタミンB$_1$不足による代謝性アシドーシス

Summary

❶ ビタミンB$_1$欠乏で引き起こす酸塩基平衡異常は乳酸アシドーシスである.

❷ ビタミンB$_1$欠乏では,全身倦怠感,浮腫,動悸,息切れなどの心不全症状の他,末梢神経障害やWernicke脳症など多彩な症状を呈する.

❸ ビタミンB$_1$欠乏を疑った場合は,その測定結果を待たずに速やかに100～400mgのビタミンB$_1$を投与する.

症例提示

38歳,男性.主訴は全身倦怠感,食思不振,嘔吐.35歳頃に糖尿病と診断され,経口血糖降下薬を内服しているが飲み忘れが多かった.20代から飲酒量は多かったが,仕事を失ったことを契機に焼酎1L/日と飲酒量が増加していた.食事も不定期となり,飲酒の傍らスナック菓子や即席麺のみを摂取するようになった.2週間ほど前から倦怠感が出現し,知人の顔がわからない,暴言などの異常行動が出現,3日ほど前からほとんど食事も摂らなくなり,眠っていることが多くなったため,家人に連れられて来院した.Glasgow Coma ScaleはE3V3M5.体重50kg,血圧78/46mmHg,脈拍95回.体温36.8℃.呼吸数25/分と頻呼吸を認める.下腿に浮腫を認める.生化学検査ではNa 143mEq/L,K 4.5mEq/L,Cl 103mEq/L,Alb 3.8g/dL,血糖242mg/dL,ビタミンB$_1$ 21ng/mL（基準値28～56ng/mL）であった.尿検査では尿糖のみが陽性であった.動脈血液ガス分析では,pH 6.980,PO$_2$ 112mmHg,PCO$_2$ 21mmHg,HCO$_3^-$ 12mEq/Lと著明な代謝性アシドーシスを認めた.乳酸値は16mmol/Lと上昇していた.

症例へのアプローチおよび鑑別法

代謝性アシドーシスを認めた際にはアニオンギャップ（anion gap：AG）開大の有無をみる必要がある．AG は $Na-(Cl+HCO_3^-)$ で求められ，AG の正常範囲は $10\sim14$ mEq/L である．本例では $AG=143-(103+12)=28$ mEq/L であり，AG の開大した代謝性アシドーシスを認める．

また AG の開大した代謝性アシドーシスを認めた場合には，他の酸塩基平衡異常が隠れていないか検証する必要がある．まず，AG が開大していないと仮定したときの HCO_3^-（補正 HCO_3^-）を計算する．補正 HCO_3^- は測定 HCO_3^- ＋（AG－正常 AG）で計算される．本例の場合，AG の正常値を 12 とすると，補正 HCO_3^- は，$12+(28-12)=28$ mEq/L である．これが 24 ± 2 mEq/L の範囲から外れて増加しているため，嘔吐に伴う代謝性アルカローシスの合併も考えられた．

さらに代謝性アシドーシスを認めた場合には，呼吸による代償反応の程度を確認する必要がある．代償性変化の予測式として ΔPCO_2(mmHg)$=(1\sim1.3)$ $\times\Delta HCO_3^-$ (mEq/L) が用いられ，本例では，ΔPCO_2 (mmHg)$=(1\sim1.3)$ $\times(24-12)$(mEq/L)$=12\sim16$ mmHg であり，PCO_2 が $24\sim28$ mmHg になると考えられる．本例の PCO_2 は 21 mmHg であり，生理的な代償の予測範囲内を超えて低下しているため，さらに呼吸性アルカローシスも合併していると判断した．以上より本例は 3 つの酸塩基平衡異常が存在している．

本例の酸塩基平衡異常の主体は AG が開大する代謝性アシドーシスであるが，病歴上，薬剤の服用歴はなく，尿中ケトン体も陰性，血中ケトン体の増加もなく，乳酸値が上昇していたことより，ビタミン B_1 欠乏に伴う乳酸アシドーシスと診断した（前項 Case 4，表 1 参照）．

治療はどうする？

ビタミン B_1 欠乏による乳酸アシドーシスでは，その原因であるビタミン B_1 の補充（$100\sim400$ mg）が第一である．早期であれば，アシドーシスやショックにも速やかに反応するが，遅れると後述する神経障害が後遺症として残る可能性があるため，通常はビタミン B_1 欠乏が鑑別にあがった場合には，その測定結果を待たずして投与する．安易なアルカリ補正は，その原因が除去された際に蓄積した有機酸が重炭酸に置き換わるため，過剰補正になる可能性があり危険である．本例は入院後速やかにビタミン B_1 200 mg の静注を優先して行っ

たが，カテコラミンを投与しても十分な昇圧が得られなかったため，アルカリ補正を併用した．動脈血 pH が 7.1 を下回るような高度な急性の代謝性アシドーシスでは心収縮力が障害されるため，このような場合は 7％炭酸水素ナトリウム投与による pH の補正を考慮してもよい．HCO_3^- の欠乏量は（目標 HCO_3^- － 測定 HCO_3^-）× 体重（kg）× 0.5 で計算される．本例は当面の目標 HCO_3^- を 20mEq/L とすると，おおよその欠乏量は 250mEq/L となる．7％炭酸水素ナトリウムには 1mL あたり HCO_3^- 0.83mEq が含まれているため，約 300mL の 7％炭酸水素ナトリウムを投与することになるが，初期量として 150mL を 1 時間かけて点滴静注した．その後，動脈血 pH と HCO_3^- をみながら，残りの 150mL も緩徐に投与して，アシドーシスは改善し，昇圧剤に対する反応も良好となった．精神症状もやや遅れて数日で改善した．炭酸水素ナトリウムを投与する際には，7％炭酸水素ナトリウム 100mL あたり約 5g の塩分が含まれるので心不全の悪化に注意する必要がある．また，急激なアシドーシスの補正は低 K 血症や低 Ca 血症を引き起こす可能性がある．

病態の解説

　ビタミン B_1 は解糖系におけるピルビン酸脱水素酵素の補酵素であり，糖代謝のためには必須のビタミンである．体内貯蔵量は 30mg 程度であるが，アルコール多飲や摂取不足，胃切除術後の吸収障害，また発熱や炎症，高血糖などによる需要亢進がある場合は欠乏症が発症しうる．以前はビタミン B_1 を含まない長期の輸液による欠乏症が問題となっていたが，近年では若年層の清涼飲料水やスナック菓子などの偏食によるビタミン B_1 の需要増大による相対的欠乏が問題となっている．また測定したビタミン B_1 が基準範囲内（20ng/mL）であっても欠乏症をきたすことが知られており，HPLC 法で測定した 28ng/mL 未満を欠乏症とするのが妥当であると報告されている[1]．ビタミン B_1 の欠乏時には，全身倦怠感，浮腫，動悸，息切れなどの心不全症状をきたす．ビタミン B_1 欠乏状態では，ピルビン酸からアセチル CoA への変換が阻害され，嫌気的に乳酸が大量に産生されるため，乳酸アシドーシスを引き起こす．また，糖代謝障害によりエネルギー産生が低下し，末梢血管が拡張するためショックをきたす．末梢神経障害の他，中枢神経障害として Wernicke 脳症をきたすこともある．

　Wernicke 脳症の古典的 3 大症状として，①意識障害や精神症状（傾眠，集中力低下，せん妄，錯乱状態，昏睡），②眼球運動障害，③運動失調があるが，

それらすべてが揃うのは約 2 割程度の症例である．症状が進行すると，記銘力障害，失見当識，作話を特徴とするコルサコフ（Korsakoff）症候群とよばれる Alzheimer 病に似た特徴的な記憶障害をきたすことがある[2]．頭部 MRI では，中脳水道，乳頭体，視床内側，小脳半球，小脳虫部，海馬などに異常がみられやすい．急性期は浮腫性変化，慢性期のコルサコフ症候群では萎縮を認めるが，異常を認めなくても Wernicke 脳症を否定できない[2]．記憶と学習障害は治療抵抗性で，他の認知機能障害に対して記銘力障害が高度に残存した場合はコルサコフ症候群に移行したと考えられる．完成されたコルサコフ症候群に対する確立された治療法はないため，早期治療が重要である[2]．

■文献

1) 渭原　博, 柿木孝志, 森田嘉一, 他. ビタミン B_1 欠乏を疑った 602 例の全血総ビタミン B_1 濃度の解析. 生物資料分析. 2010; 33: 179-83.
2) 小西高志, 宮嶋裕明. 知っておきたい内科症候群 I. 神経・筋＜その他＞ 28. コルサコフ症候群. 内科. 2012; 109: 992-3.

〈辻　孝之〉

Ⅳ その他の電解質・酸塩基平衡の異常

Case

6
アスピリン中毒でみられる
混合性酸塩基平衡異常

Summary

❶ アスピリン中毒では，呼吸性アルカローシスと代謝性アシドーシスの両者を合併する．

❷ 呼吸性アルカローシスと代謝性アシドーシスを一元的に起こす病態は少なく，アスピリン中毒や敗血症性ショックを第一に疑う．

❸ アスピリン中毒の治療は，血液，尿のアルカリ化によるサリチル酸の排泄促進である．

❹ 重症例では血液透析を考慮する．

症例提示　26歳，男性（体重60kg）．精神疾患も含め特に既往歴はないが，慢性的な腰痛に対し市販のアスピリン製剤を使用している．妻と喧嘩した後，アスピリン500mgを約30錠（250mg/kg）意図的に服用した．3時間後に，患者が大量服薬したことを妻が知ったため救急要請した．来院時意識レベルはGCS E4V5M6，血圧150/90mmHg，脈拍110bpm，呼吸数35回/分，体温36.9℃．耳鳴と倦怠感を訴え，やや多弁であった．血液生化学所見ではNa 138mEq/L，K 3.4mEq/L，Cl 100mEq/L，動脈血液ガス分析ではpH 7.48，$PaCO_2$ 26.8mmHg，PaO_2 95.1mmHg，HCO_3^- 19.2mmol/L，BE −3.6mmol/Lであった．

症例へのアプローチおよび鑑別法

▶1. 酸塩基平衡異常へのアプローチ

　　酸塩基平衡異常に対しては，以下の3ステップのアプローチで対応する[1]．

　　①まず，pH，$PaCO_2$，HCO_3^-をみて，すぐにわかる酸塩基平衡異常を一つ見

つける．本例では pH が 7.48 と高く，$PaCO_2$ が 26.8mmHg と低いことから，呼吸性アルカローシスがあることがわかる．

② ①で判明した酸塩基平衡異常に対する代償反応の結果を予測する式を用いて，それ以外に酸塩基平衡異常があるかを調べる．呼吸性アルカローシスに対する代償反応は，腎臓の HCO_3^- 排泄増加によるので時間がかかり，障害が急性（数分〜1時間程度）か，慢性（24〜48 時間以上，腎臓の代償が完全に行われるのに要する時間）かによって代償の程度が異なる．$PaCO_2$ が 10mmHg 低下するごとに，急性の呼吸性アルカローシスでは血清 HCO_3^- 濃度は約 2mmol/L 低下，慢性の呼吸性アルカローシスでは約 5mmol/L 低下する．本例では病歴から急性の呼吸性アルカローシスが疑われ，$PaCO_2$ が正常値の 40mmHg から 26.8mmHg まで約 13.2mmHg 低下していると考えると，代償反応によって HCO_3^- は 2.64mmol/L 低下し 24−2.64＝21.36mmol/L になると予測される．しかし，実測の HCO_3^- は 19.2mmol/L とこれよりも低下しており，代償性アシドーシスの合併が疑われる．

③ アニオンギャップ（AG）を計算し，正常範囲（9〜16mEq/L）より上昇しているか確認する．本例の AG は $[Na^+]−([Cl^-]+[HCO_3^-])＝138−(100+19.2)＝18.8$ と上昇しており，AG 増加を伴う代謝性アシドーシスが存在する可能性がある．AG が増加している場合には，「AG の変化/$[HCO_3^-]$ の変化」を計算する．乳酸アシドーシスならこの値が 1.5 程度，ケトアシドーシスでは 1.0 程度と大雑把に予測される．例えば，乳酸アシドーシスで「アニオンギャップの変化/$[HCO_3^-]$ の変化」が 1.5 よりも大きければ，予測よりも $[HCO_3^-]$ の低下が少ないことになり，AG 増加を伴う代謝性アシドーシス以外にも代謝性アルカローシスが合併している可能性が生じる．逆にこの値が 1.5 よりも小さければ，予測されるよりも $[HCO_3^-]$ 濃度の低下が大きいことになり，別に AG 正常の代謝性アシドーシスが合併している可能性が出てくる．本例では，AG の正常値を 12 とすれば AG の変化＝6.8 となり，$[HCO_3^-]$ の変化＝4.8 で除すると，AG の変化/$[HCO_3^-]$ の変化＝1.4 となる．これは，アスピリン中毒により乳酸アシドーシスとケトアシドーシスが合併していると考えれば矛盾しない（詳細は後述）．よって，呼吸性アルカローシス，アニオンギャップ上昇を伴う代謝性アシドーシスの 2 つ以外に，酸塩基平衡異常が合併していることを積極的に疑わせる所見はなさそうである．

6 アスピリン中毒でみられる混合性酸塩基平衡異常

▶2. 酸塩基平衡異常の鑑別

　本例では，①呼吸性アルカローシス，② AG の増加を伴う代謝性アシドーシスの 2 つの酸塩基平衡異常が合併していることがわかった．呼吸性アルカローシスは表 1，AG の増加を伴う代謝性アシドーシスは前項 Case 4 の表 1（p. 180）のようなものが原因としてあげられる．実際に呼吸性アルカローシスと代謝性アシドーシスの併存を一元的に説明するような病態は，敗血症性ショック（乳酸アシドーシス＋急性過換気）やアスピリン中毒以外はあまりなく[3)]，この所見があれば，意識障害があって薬剤の過量服薬の病歴が聴取できない場合などでも，アスピリン中毒を鑑別にあげるべきである．本例では病歴，バイタルサインなどから敗血症性ショックは考えにくく，"アスピリン中毒による呼吸性アルカローシス，代謝性アシドーシス"と診断した．

表 1 **呼吸性アルカローシスの原因**（深川雅史, 他編. レジデントのための腎疾患診療マニュアル. 1 版. 東京: 医学書院; 2005. p.153[2)] より）

急性過換気	不安（過換気症候群），高熱，敗血症，急性低酸素血症（肺炎，喘息，肺塞栓，急性心不全），アスピリン中毒，呼吸刺激薬（doxapram），人工呼吸管理の調整ミス（自発呼吸とのミスマッチ）
慢性過換気	妊娠，肝不全（Kussmaul 呼吸），高地生活

治療法はどうする？

　可能であれば，治療開始前からサリチル酸の血中濃度を測定し，診断の確定，治療効果の指標としたいが，外注検査であったりして結果が得られるのに時間がかかる場合も多く，困難なこともある．血清サリチル酸濃度の治療域は 10〜30mg/dL であり，40mg/dL 以上が毒性と関連している[4)]．

　アスピリン中毒の治療において，もっとも重要なことは血清，尿のアルカリ化である[4)]．サリチル酸は弱酸であり，以下の平衡反応が成り立つ．

　　$H^+ + S^-$（サリチル酸陰イオン）$\longleftrightarrow HS$　（式 1）

　アルカリ化によって pH が上昇すれば，（式 1）の平衡は左に移動し，HS の濃度が低下する．細胞外液中で脂溶性の HS の濃度が低下すると，脳からの HS の受動的な拡散が促進される（図 1）．それに対して S^- は電荷をもっているので，細胞膜を通過することができず，増加した S^- は細胞外液中にトラップされることになる．脳細胞内では HS が拡散により低下すると，（式 1）の平衡が右に移動して細胞外に出て行きやすい HS が増加する．このようにして中枢神経

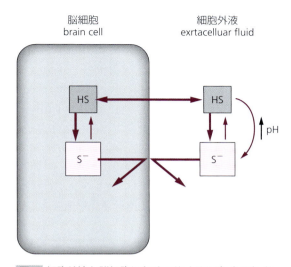

図1 細胞外液と脳細胞におけるサリチル酸（HS）とサリチル酸イオン（S⁻の平衡分布の概略図）（黒川 清（監訳），体液異常と腎臓の病態生理．第2版．東京: メディカル・サイエンス・インターナショナル; 2007. p.139-56 [5]）より

からの薬剤排泄が促進される．尿をアルカリ化してS⁻の排泄を増加させても同様の効果が得られる[5]．S⁻は高度に蛋白質に結合するので糸球体濾過ではなく，近位尿細管の有機陰イオン経路を通じて尿に分泌される．尿のアルカリ化は，尿でのHSからS⁻への変換を促進し，分泌されたHSが尿細管腔から腎上皮を通じて循環中に逆拡散するのを最小限にする[4]．

アルカリ化には，重炭酸ナトリウムの静注が使用される．通常1～2mEq/kgを最初にボーラス静注し，続いて持続静注を行う．輸液速度は尿pHを7.5～8.0にするように調整するが，脱水やカリウムの枯渇がある症例では難しいかもしれない．アルカリ化によりカリウムが低下する可能性があり，血清カリウム正常の症例であってもカリウムの綿密なモニタリング，補充を検討しなければならない[4]．

アスピリン中毒の症例では，呼吸性アルカローシスによって動脈血pHが7.50～7.55くらいのことが多い．このような場合も重炭酸ナトリウムの投与は禁忌とはならないが，動脈血pHが7.60以上にならないように，綿密な血液ガス分析のフォローアップが必要である[4]．

重篤な中毒症状のある症例では，血液透析導入の検討が必要なので，早期に

6 アスピリン中毒でみられる混合性酸塩基平衡異常

表2 **アスピリン中毒で血液透析導入を考慮すべき状況**〔Boyer EW. Salicylate (aspirin) poisoning in adults. In: UpToDate, Post TW（Ed）, UpToDate, Waltham, MA.（Accessed on June 05, 2017）[4] から作成〕

- ・意識障害
- ・呼吸困難を伴う，または酸素投与を必要とするような肺水腫
- ・サリチル酸の消失を阻害するような急性腎障害，慢性腎障害
     平均的な成人では SCr＞2mg/dL
     筋肉量の少ない高齢者では 1.5mg/dL
     eGFR＜45mL/min/1.73m^2
- ・重炭酸ナトリウムを投与できない程の体液過剰
- ・急性の大量服薬で，血清サリチル酸濃度が著明高値
     腎機能正常　　90mg/dL（7.2mmol/L）以上
     腎不全患者　　80mg/dL（6.5mmol/L）以上
- ・重篤なアシデミア: 全身 pH≦7.20
- ・適切な補助療法を積極的に行っているのに，臨床的に悪化する症例

腎臓内科へのコンサルトが必要である．血液透析導入を考慮すべき状況を表2に示す．

病態の解説

　アスピリン（アセチルサリチル酸）は体内で速やかにサリチル酸に変換される[5]．サリチル酸には延髄の呼吸中枢を直接刺激する作用があり，アスピリン中毒では病早期から過換気による呼吸性アルカローシスを起こす[1]．逆に，アスピリン中毒早期の段階で呼吸性アシドーシスが起こる場合，同時に呼吸抑制作用をもつ薬剤が投与された可能性がある．故意にアスピリンを過量内服した成人の1/3が他の1種類以上の薬剤を内服しており，その多くは呼吸抑制作用をもつ薬剤である[4]．

　また，サリチル酸は細胞の代謝（例えばクエン酸回路，酸化的リン酸化）を障害し，乳酸やケトン体を蓄積させるので，呼吸性アルカローシスに続き代謝性アシドーシス（乳酸アシドーシス，ケトアシドーシス）が起こる．サリチル酸自体も酸性であるが，pH やアニオンギャップ増加への影響はわずかである[1,4]．成人では代謝性アシドーシスを伴わずに，呼吸性アルカローシスのみを呈する症例もよくみられる．

■文献

1) 小野雅史（訳）. 9 章 酸塩基障害に対する 3 ステップアプローチ. In: 菱田　明, 藤垣嘉秀（監訳）. 超入門！水電解質, 酸塩基平衡—「演習問題」で学ぶ実践的なアプローチ法—. 1 版. 東京: 総合医学社; 2011. p.129-52.

2) 柴垣有吾. 3 章　水電解質・酸塩基平衡異常患者へのアプローチ. In: 深川雅史, 他編. レジデントのための腎疾患診療マニュアル. 1 版. 東京: 医学書院; 2005. p.153.

3) 黒川　清. 26. 分析のすすめ方: 症例 4. In: SHORT SEMINARS 水・電解質と酸塩基平衡— step by step で考える—（改訂第 2 版）. 東京: 南江堂; 2004. p.156-61.

4) Boyer EW. Salicylate（aspirin）poisoning in adults. In: UpToDate, Post TW（Ed）, UpToDate, Waltham, MA.（Accessed on June 05, 2017.）

5) 池田洋一郎（訳）. 6. 代謝性アシドーシス. In: 黒川　清（監訳）, 体液異常と腎臓の病態生理. 第 2 版. 東京: メディカル・サイエンス・インターナショナル; 2007. p.139-56.

〈内藤善隆, 辻　孝之〉

索引

あ行

アクアポリン-2	28, 32
悪性腫瘍	129
足つり	146
アシドーシス	92
アスピリン中毒	189
アニオンギャップ	167, 179, 183, 187
アミロライド感受性ナトリウムチャネル	102
アルカローシス	154
アルコール多飲	174
アルドステロン	60
アンモニア	93
イオン選択電極法	169
医原性の急性腎障害	123
意識障害	179
異所性 ADH 産生腫瘍	12
インスリン分泌	150
エプレレノン	65, 78
エルデカルシトール	124
遠位尿細管性アシドーシス	89, 91
塩化カリウム	62
横紋筋融解症	93, 117

か行

下垂体前葉機能低下症	10
活性型ビタミン D 製剤	123, 146
仮面尿崩症	11
カリウムチャネル	96
カルシウム製剤	114, 123
カルシウム受容体作動薬	159
カルシウム代謝	129

カルシウムチャネル	96
カルシトニン	131
肝硬変	178, 181
甘草	75, 78, 79
漢方薬	78
希釈性低 Na 血症	19, 39, 51
偽性 Bartter 症候群	64
偽性アルドステロン症	75, 80
偽性低 Na 血症	55
偽性低 K 血症	76
急性腎障害	97, 123, 155
グリチルリチン	75, 78
グルコースインスリン療法	114
グルココルチコイド	10
血液濾過用補充液	154
血漿浸透圧	17
ケトアシドーシス	180, 181
原発性副甲状腺機能亢進症	139
高 Ca 血症	117, 124, 127, 134
高 K 血症	98, 102, 117
高 Na 血症	45, 47
高 P 血症	146, 158
抗アルドステロン薬	78
高インスリン血症	154
高血圧	60
高血糖高浸透圧症候群	53
高血糖状態	51
甲状腺機能亢進症	94
甲状腺機能低下	26
甲状腺ホルモン	10
高浸透圧性低 Na 血症	52
好中球減少	172

抗利尿ホルモン	12, 16, 27, 30, 39, 47
抗利尿ホルモン不適切分泌症候群	30
高齢者	126
呼吸筋の障害	155
呼吸性アルカローシス	187
ココア粉末	173
コルチゾール	79
コルチゾン	79

■ さ行

サイアザイド系利尿薬	135, 138
細胞外液量	22
サルコイドーシス	139
シクロスポリン	84
シクロホスファミド	21
視索上核	7
視床下部室傍核	7
シスプラチン	163
持続的腎代替療法	155
自由水排泄	31
自由水排泄障害	26
常染色体優性遺伝形式	95
心因性多飲	1
神経症状	152
神経性食欲不振症	87
腎性尿崩症	2, 6
仁丹	78
浸透圧活性物質	52
浸透圧受容体の"reset"	3
浸透圧性脱髄症候群	14, 41, 55
心不全	20, 152
スピロノラクトン	62, 78
摂食障害	64
爪床血流充填時間	30
続発性副腎皮質機能不全	31

■ た行

代謝性アシドーシス	66, 83, 178, 188
代謝性アルカローシス	61
脱水	51, 125
中枢性塩類喪失症候群	33
中枢性尿崩症	2, 6, 10
低 Ca 血症	85, 142, 166
低 Ca 尿症	61
低 K 血症	59, 69, 82, 87, 149, 166
低 Mg 血症	61, 85, 87, 143, 149, 163, 174, 175
低 Na 血症	41, 43
低 P 血症	149
低アルドステロン症	112
低カリウム性周期性四肢麻痺	94
低張性低 Na 血症	16, 18
デスモプレシン	5, 10
テタニー	65, 146
鉄不応性小球性小色素性貧血	172
デノスマブ	131
電量滴定法	169
銅欠乏症	171
糖尿病性ケトアシドーシス	53
投与エネルギー量	152
トリメトプリム	102
トルエン	91
トルバプタン	20, 23

■ な行

ナトリウムチャネル	96
ナファモスタット	107
乳酸アシドーシス	150, 180-183
尿細管機能障害	82
尿細管性アシドーシス	66, 68, 69, 84
尿浸透圧	18

索引

尿中 K 排泄　　　　　　104, 107
尿中 K 排泄能　　　　　　115
熱中症　　　　　　　　　117
脳性 Na 利尿ペプチド　　　35

■ は行

バソプレシンタイプ 2 受容体　21
白血球減少　　　　　　　172
馬尿酸　　　　　　　　　92
ビサコジル　　　　　　　90
ビスホスホネート　　　　131
ビタミン B_1 欠乏　　151, 182
ビタミン D　　　　　　127
副甲状腺機能低下症　　　143
副甲状腺ホルモン　　　　142
副腎皮質機能低下　　　　26
服薬アドヒアランス　　　159
フルドロコルチゾン　　　35
プロスタグランジン　　　39
ブロム中毒　　　　　　　168
ヘパリン　　　　　　　　107
ヘモクロマトーシス　　　145
補正血清 Na 値　　　　　54

■ ま行

マグネシウム製剤　　　　123
末梢神経障害　　　　　　184
マラソンランナー　　　　38
慢性間質性腎炎　　　　　124
慢性腎不全　　　　　　　102
水制限　　　　　　　　　22
水中毒　　　　　　　　　3, 22
ミネラルコルチコイド反応性
　低 Na 血症　　　　　　15
ミルクアルカリ症候群　　139
モザバプタン　　　　　　14

■ ら行

利尿薬　　　　　　　　　126
リフィーディング症候群　149
リン再吸収率　　　　　　153
ルーワイバイパス術後　　173
レニン - アンジオテンシン -
　アルドステロン　　　　16
レニン - アンジオテンシン系
　阻害薬　　　　　　　　112

■ 数字

3% 食塩水　　　　　　　42
IV 型尿細管アシドーシス　112
9 分割図　　　　　　　　159
11 β-HSD2（11 β-hydroxysteroid
　dehydrogenase type 2）　79

■ A

ACTH 単独欠損症　　　　32
ADH（anti-diuretic hormone）
　　　　12, 16, 18, 19, 20, 47
ADH 不適切分泌症候群　13, 33
AG（anion gap）　179, 183, 187
AKI（acute kidney injury）97, 155
AKIN（acute kidney injury
　network）分類　　　　125
Albright 遺伝性骨異栄養症 144, 147
AVP（arginine vasopressin）　12

■ B

Bartter 症候群　　　　59, 89
BNP（brain natriuretic
　peptide）　　　　　　35

■ C

cAMP 反応　　　　　　147
Ca 製剤　　　　　　114, 123
Chvostek 徴候　　　　　143

195

CSWS（cerebral salt wasting syndrome）　33

D・E
DDAVP 投与　44
DKA（diabetic ketoacidosis）　53
Ellsworth-Howard 試験　147

F
Fanconi 症候群　85
FE_K（fractional excretion of potassium）　107
FE_{Mg}（fractional excretion of magnesium）　164

G・H・I
Gitelman 症候群　59, 89
hANP（human atrial natriuretic peptide）　30
HHS（hyperosmolar hyperglycemic syndrome）　53
ICU　153

K・L・M
KDIGO 診療ガイドライン　125
Korsakoff 症候群　185
K 制限　115
L- アスパラギン酸 Ca　124
MRHE（mineralocorticoid responsive hyponatremia of elderly）　15

N・O
$Na^+-K^+-2Cl^-$ 共輸送体　63
NCCT（Na-Cl co-transporter）　63
NSAIDs　39, 124, 126

ODS（osmotic demyelinating syndrome）　41-44

P
Payne の式　147
pseudoaldosteronism　80
PTHrP（parathyroid hormone related protein）　128

R
RAA（renin-angiotensin-aldosterone）系　16, 19
RAS 阻害薬　98, 126
RIFLE（risk, injury, loss of kidney function and end stage of kidney disease）分類　124
Roux en-Y バイパス術後　173

S
SIADH（syndrome of inappropriate secretion of ADH）　13, 23, 30, 33
single-pool Kt/V urea（spKt/V）　158
Sjögren 症候群　66, 68
SLCI2A3　63
ST 合剤　102

T・V・W
Trousseau 徴候　143
TTKG（transtubular K gradient）　108
V2 受容体　7
V2 受容体拮抗薬　49
Wernicke 脳症　182, 184

いまさら訊けない！

水電解質異常の診かた，考えかた　　Ⓒ

発　行	2018年3月10日　　初版1刷

編著者　　加　藤　明　彦

　　　　　安　田　日出夫

発行者　　株式会社　中外医学社

　　　　　代表取締役　青　木　滋

　　　　　〒162-0805　東京都新宿区矢来町62
　　　　　電　話　　(03)3268-2701(代)
　　　　　振替口座　　00190-1-98814番

印刷・製本/三和印刷（株）　　＜KS・YI＞
ISBN978-4-498-12380-9　　Printed in Japan

JCOPY　＜(社)出版者著作権管理機構　委託出版物＞

本書の無断複写は著作権法上での例外を除き禁じられています．
複写される場合は，そのつど事前に，(社)出版者著作権管理機構
（電話03-3513-6969，FAX 03-3513-6979，e-mail: info@jcopy.
or. jp）の許諾を得てください．